Handwerk der Psychotherapie
Band 2

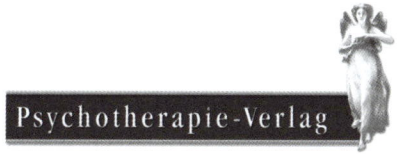

Psychotherapie-Verlag

Handwerk der Psychotherapie

herausgegeben und begründet von

Steffen Fliegel, Münster

Arist von Schlippe, Osnabrück/Witten

Ulrich Streeck, Göttingen

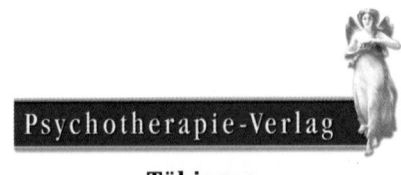

Psychotherapie-Verlag

Tübingen

Luise Reddemann & Jana Stasing

Imagination

herausgegeben

von

Ulrich Streeck

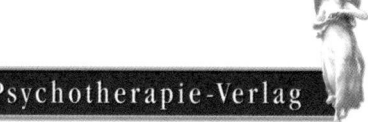
Psychotherapie-Verlag

Tübingen
2013

Kontaktadressen

Prof. Dr. med. Luise Reddemann
E-Mail: L.Reddemann@t-online.de

Mag. rer. nat. Jana Stasing
E-Mail: JanaStasing@t-online.de

Bibliografische Information der Deutschen Nationalbibliothek
Die Deutsche Nationalbibliothek verzeichnet diese Publikation in
der Deutschen Nationalbibliografie; detaillierte bibliografische
Daten sind im Internet über http://dnb.d-nb.de abrufbar.

© 2013 Psychotherapie-Verlag
Hechinger Straße 203
72072 Tübingen

E-Mail: mail@psychotherapie-verlag.com
Internet: www.psychotherapie-verlag.com

Umschlag: Winkler_Design, Tübingen
Gestaltung & Satz: Julia Franke, Tübingen
Belichtung: KOPP – desktopmedia, Nufringen
Druck: Druckerei Deile GmbH, Tübingen
Bindung: Nädele Verlags- und Industriebuchbinderei, Nehren

ISBN 978-3-86333-002-6

Inhalt

Geleitwort des Buchherausgebers

Personen denken über mögliche Folgen nach, bevor sie handeln; sie beschäftigen sich damit, auf welchen Wegen und mit welchen Mitteln sie sich lange gehegte Wünsche erfüllen könnten; sie sehen Schwierigkeiten auf sich zukommen und suchen nach Wegen und Mitteln, wie sie damit am besten fertig werden könnten; sie erfinden Geschichten, in denen sie sich in die Rolle einer Figur fantasieren, die sie real niemals sein könnten oder wollten; sie erinnern sich an Situationen, in denen sie sich besonders wohl gefühlt haben und verschaffen sich so momentan Entspannung.

Sich etwas vorzustellen, etwas auszumalen oder auszufantasieren oder sich vergangene Erfahrungen in Erinnerung zu rufen, gehört zu den mentalen Aktivitäten, die potentiell jedem zugänglich sind. Allerdings ist es manchen Menschen nicht ohne Weiteres möglich, sich bildhafte Vorstellungen zu machen, Fantasien zuzulassen, sich an vergangene Erlebnisse zu erinnern oder Träume und Wachträume zu haben. Ihnen mag ihre innere Realität unsicher und trügerisch erscheinen, und sie sind nur dafür aufmerksam, was in der äußeren Realität vor sich geht, nicht aber für seelisches Geschehen. Andere fürchten Erinnerungen, Vorstellungen und Fantasien vielleicht, weil die Erfahrungen, die damit verbunden sind, Angst und Schrecken bei ihnen wachzurufen vermögen. Und wieder andere Personen können bestimmte Vorstellungen, Gedanken oder Fantasien nicht zulassen, weil damit konflikthafte Erfahrungen verbunden sind, die sie vom bewussten Erleben fernhalten müssen.

Dabei sind Vorstellungen, Fantasien oder Träume keineswegs, wie der Volksmund gelegentlich zu wissen meint, nur Schäume, sondern können Wege zum Handeln sein:

"Imagine all the people
Sharing all the world ...
You may say I am a dreamer

But I'm not the only one
I hope some day you'll join us
And the world will live as one",

lautet die letzte Strophe des Songs „Imagine" von John Lennon, der seinerzeit zur Hymne der Friedensbewegung geworden war.

Die enge Verbindung von Vorstellungen mit Handlungen wird durch neurobiologische Befunde unterstützt. Bereits im 19. Jahrhundert war William James überzeugt, dass „jede Vorstellung einer Bewegung … bis zu einem gewissen Grad die tatsächliche Bewegung wach(ruft), die ihr Gegenstand ist; und sie ruft sie immer dann maximal wach, wenn sie nicht von einer antagonistischen Vorstellung davon abgehalten wird, die gleichzeitig im Geiste anwesend ist".[1]

Wohl in jeder psychotherapeutischen Behandlung sind Vorstellungen, Fantasien, Erinnerungen, bildhafte Ideen – Imaginationen eben – in irgendeiner Weise bedeutsam, wenn auch in ganz unterschiedlicher Weise. Eine Patientin beschäftigt sich mit der Frage, ob sie ihre Arbeitsstelle wechseln soll oder nicht und führt sich dabei verschiedene Szenarien lebhaft vor Augen. Ein Therapeut fragt seinen Patienten vielleicht: „Und wie wäre das für Sie, wenn Sie sich einmal vorstellen, Sie würden nach dem Streit von sich aus wieder auf sie zugehen, statt alles zu tun, um ihr bloß nicht zu begegnen?" Ein anderer Patient lässt sich von seinen Traumbildern inspirieren, die er dem Therapeuten gerade mitgeteilt hat, und bringt diese Bilder nach einer Weile mit farbigen Erinnerungen in Verbindung, in die er sich vertieft. Eine Studentin versucht in der Behandlung herauszufinden, weshalb sie sich so sehr scheut, sich in Seminaren aktiv zu beteiligen und vor anderen zu sprechen, und stellt sich daraufhin vor, wie es wohl wäre, wenn sie einmal ein Referat halten würde, mit dem sie alle Anwesenden beeindrucken würde.

Manche Therapeuten mögen den Anfang einer Geschichte vorgeben oder ein Bild oder ein Traumfragment aufgreifen und den Patienten anregen, die Geschichte in die Zukunft fortzuspinnen, das Bild weiter auszumalen oder sich selbst in das Traumfragment hineinzufantasieren. Vielleicht bietet eine Therapeutin einem Patienten auch von sich aus ein Vorstellungsbild an, von dem sie meint, dass es ihren Patienten beruhigen könnte, und bittet ihn, dieses Bild einmal weiter auszumalen und aufmerksam dafür zu sein, wie ihm dabei zumute ist.

Psychotherapeutische Methoden unterscheiden sich nicht in erster Linie darin, *ob* Imaginationen in der Behandlung von Bedeutung sind oder nicht, wohl aber darin, *wie* Therapeut und Patient damit arbeiten. Während Imaginationen auf der

---

[1] W. James, 1890, zitiert nach W. Prinz: *„Selbst im Spiegel"*, Berlin: Suhrkamp, 2013, S. 210

einen Seite nicht besonders markiert und hervorgehoben werden, werden sie auf der anderen Seite gezielt und nach bestimmten Vorgaben von dem Therapeuten in die Behandlung eingeführt und stehen dann manchmal ganz im Zentrum der therapeutischen Arbeit. Sie können in psychodynamischen Psychotherapien ebenso eingesetzt wie in verhaltenstherapeutische Methoden aufgenommen werden; sie können, wenn sie spontan auftauchen, von dem Therapeuten nur unterstützt werden, können von Seiten des Therapeuten aber auch gezielt und umschrieben angeregt oder thematisch eingeführt werden. Die methodischen Unterschiede zeigen sich somit im Wesentlichen darin, *wie* Imaginationen in der Behandlung in Erscheinung treten und in welcher Weise der Therapeut daran beteiligt ist – als Antwort auf thematische Vorgaben, als Reaktion des Patienten auf Anregungen des Therapeuten oder als spontane Produktionen des Patienten.

Insofern ist das Thema ‚Imaginationen' für Psychotherapeuten relevant, unabhängig davon, welche methodische Richtung sie vertreten. Luise Reddemann und Jana Stasing, Autorinnen dieses zweiten Bandes der neuen Reihe *Handwerk der Psychotherapie,* Psychotherapeutin mit langjähriger breiter klinischer Erfahrung die eine, junge Forscherin auf psychotherapeutischem Gebiet die andere, führen mit zahlreichen Beispielen höchst anschaulich vor Augen, wie wirksam und nützlich es in vielen Behandlungen sein kann, Imaginationen aufzugreifen, aktiv anzuregen oder gezielt in die Therapie eines Patienten einzuführen, zumal wenn es um die Behandlung von Patienten mit schweren psychischen Beeinträchtigungen und Traumatisierungen geht.

Damit führt dieser Band zugleich in anschaulicher Weise vor Augen, was die Herausgeber mit der Reihe *Handwerk der Psychotherapie* insgesamt anstreben: eine Möglichkeit für Psychotherapeutinnen und Psychotherapeuten aller methodischen Richtungen, sich anhand von ausreichend kurz und übersichtlich verfassten Texten, die von kompetenten, erfahrenen Autoren verfasst wurden, darüber zu informieren, „wie die Anderen arbeiten", und daraus Anregungen und Gewinn für ihre eigene praktische Arbeit zu ziehen.

Göttingen, im Sommer 2013   *Ulrich Streeck*

Vorbemerkung

In diesem Buch wollen wir uns mit einem aus unserer Sicht bedeutsamen Handwerk der Psychotherapie befassen, nämlich der Nutzung der *Imagination*. Wir halten die Nutzung von Imaginationen für besonders ressourcenvoll. Sie sind u. a. positiv mit Selbstwirksamkeits- sowie salutogenetischen Erwartungen im Sinne Antonovskys (1997) korreliert. Es wird zu zeigen sein, wie sehr das eine jeweils für das andere als förderlich für die psychische Gesundheit angesehen werden kann. Diesen Erkenntnissen folgend, wollen wir damit allen PsychotherapeutInnen Mut machen, imaginative Elemente in einer Psychotherapie zu erkennen und zu nutzen. Insbesondere zukunftsorientierte und reflektierende Imaginationen korrelieren positiv mit Selbstwirksamkeitserwartungen, woraus sich zwanglos ergibt, zukunftsorientierte und reflektierende Imaginationen zur möglichen Steigerung der Selbstwirksamkeitserwartung von PatientInnen in die psychotherapeutische Behandlung zu integrieren. Ähnliches gilt auch für sinnstiftende, das Kohärenzerleben steigernde Imaginationen (vgl. Kap. 2).

Wenn man sich imaginative Ansätze genau ansieht, erkennt man, in wie vielen Punkten sich die aus verschiedenen Schulen stammenden Ansätze ergänzen, ja, teilweise auch ähneln. Uns ist jedoch zusätzlich aufgefallen, dass viele als wirksam geltende Prinzipien verschiedener Schulen bei genauer Betrachtung mit Vorstellungskraft zu tun haben und ohne diese nicht gelingen würden. Unser Imaginationsbegriff geht daher weit über das hinaus, was als imaginative Techniken bekannt ist (s. vor allem Kap. 3).

Uns interessiert vor allem die Frage, welche Imaginationen haben sich als hilfreich und heilsam erwiesen und wie kann man diese anregen? Die eine von uns (L.R.) arbeitet seit 1977, als sie das Autogene Training (AT) intensiv studierte, insbesondere die Oberstufe des AT, mit Imaginationen, die andere (J.S.) hat sich im Rahmen ihres Studiums für die imaginative Arbeit begeistert und eine Diplomarbeit darüber geschrieben.

Wir werden *einige* therapeutische Ansätze, die überwiegend mit Imagination arbeiten, kurz in einem der letzten Kapitel (Kap. 6) des Buches darstellen. Hier geht es uns darum, Unterschiede und Gemeinsamkeiten hervorzuheben. Häufig scheint es mehr eine Frage der theoretischen Grundorientierung und Betrachtungsweise zu sein, wie Wirkfaktoren beschrieben werden, während in der Praxis sich vieles nahekommt, wenn nicht sogar identisch zu sein scheint.

Unsere Fallbeispiele sind bewusst Vignetten, da wir fast immer so arbeiten, dass wir uns zwar einer von heilsamen Imaginationen geprägten Grundhaltung bedienen –quasi unser Lieblingsinstrument –, aber doch auch viele andere Instrumente nutzen. Letzten Endes erscheint uns Psychotherapie wie das Erschaffen einer Symphonie, an der sehr viele verschiedene Stimmen beteiligt sind. Es gibt Tempowechsel, Wechsel in den Tonarten, in den Melodien, in den Harmonien, das alles gehört am Ende zusammen!

Es ist noch nicht lange her, da meinten die meisten PsychotherapeutInnen, Imagination zu verwenden sei eher etwas „Esoterisches". Erst nach der Jahrtausendwende veränderte sich diese Einstellung, insbesondere durch die Hirnforschung, die heute verstärkt davon ausgeht, dass das, was wir uns vorstellen, ähnliche Wirkung hat, wie das, was wir denken oder tun. Ein grundlegendes und sich für die Nutzung von Imagination engagierendes Werk war das Buch von Singer und Pope, das auf Englisch bereits 1978 erschienen ist: *"The Power of Human Imagination"*, ein bahnbrechendes Werk, auf das wir uns immer noch beziehen können.

Wir wollen in diesem Buch einige Studien vorstellen, die im Rahmen von Diplomarbeiten an der Universität Klagenfurt die Wirksamkeit von Imaginationen empirisch belegt haben (s. Kap. 5), und wir möchten über Konsequenzen aus dieser Forschung für die angewandte Psychotherapie sprechen.

Wir schreiben gemeinsam und verfügen dabei über unterschiedliche Erfahrungen: Luise Reddemann als an Forschung interessierte erfahrene Psychotherapeutin und Psychoanalytikerin, Jana Stasing als an Therapie interessierte junge Forscherin. Wir empfinden unsere Zusammenarbeit als inspirierend. Wenn wir von ganz eigenen Erfahrungen sprechen, schreiben wir „ich" und in Klammern, wer spricht.

Es sei noch darauf hingewiesen, dass wir es für sinnvoll erachtet haben, über das ganze Buch hinweg auf Therapiebeispiele zu verweisen, weshalb es kein eigenes Kapitel gibt, in dem es ausschließlich um Fälle geht.

Einleitung

Imagination – oder auch Vorstellungskraft – verstehen wir als eine Ressource, die bei fast jeder Person vorhanden ist und sich deshalb als Werkzeug für eine ressourcenorientierte therapeutische Arbeit anbietet.

Handwerker brauchen klare theoretische Orientierungen. So könnten eine Mechanikerin ohne Kenntnisse der Mechanik, ein Koch ohne Kenntnisse über Chemie und Lebensmittel ihr Handwerk nicht so ausüben, wie es wünschenswert ist. Andererseits beruht Handwerk auch sehr stark auf Erfahrung und Lernen am Modell. Letzten Endes aber braucht handwerkliches Können vor allem das Tun und die Hingabe ans Tun. Richard Sennetts Erkundungen zum *„Handwerk"* (2008), in denen deutlich wird, wie viel Erkenntnis, Kenntnisreichtum, praktischer Verstand, Können und Geduld erforderlich sind, um gute handwerkliche Fähigkeiten zu entwickeln, halten wir für erhellend. Wir möchten daher Theorie und Praxis eng miteinander verzahnen.

Am Ende seines Buches *„Handwerk"* schreibt Richard Sennett einen denkwürdigen Satz: „Der klumpfüßige Hephaistos – mit dem Stolz auf die eigene Arbeit und auch auf sich selbst – ist die würdigste Gestalt, die wir werden können" (Sennett, 2008, S. 392). Es geht also auch um Bescheidenheit, wir sind keine strahlenden HeldInnen, denen immer alles gelingt, und um die Akzeptanz, dass wir immer Lernende sind, auch eingeschränkt wie der klumpfüßige Hephaistos und doch entschlossen, in jedem Moment unser Handwerk so gut wie möglich werden zu lassen.

Ressourcenorientierung, Selbstwirksamkeitserwartungen sowie Kohärenzerleben sehen wir als Grundstoffe an, aus denen veränderungsorientierte und psychotherapeutisch wirksame Imaginationen beschaffen sein sollten. Andererseits ist uns bewusst, dass man die Betrachtung auch umkehren kann, das heißt, Imaginationen können auch der Grundstoff für Selbstwirksamkeitserwartungen, Kohärenzerleben sowie eben machtvolle Ressourcen sein. So ist das eine immer auch im anderen enthalten, es kommt auf die Betrachtungsweise an und auf den Prozess.

Veränderungsprozesse im Verhalten und seelische Gesundheit fußen nicht nur auf Veränderungsprozessen innerhalb von Kognitionen und Emotionen, sondern besonders innerhalb von Vorstellungen und Imaginationen. Wir gehen davon aus, dass es gerade Imaginationen sind, die eine Verknüpfung von kognitivem, affektivem und körperlichem Erleben ermöglichen (Storch & Kuhl, 2011). Im Prozess von Imagination und Vorstellung bilden sich auch Veränderungen von seelischer sowie körperlicher Befindlichkeit und Verhalten ab, gleichzeitig ist dieser Prozess auch ein Instrument innerhalb des therapeutischen Prozesses. Hieraus ergibt sich unser Interesse daran, diejenigen Imaginationen, die als Ressource für das seelische Wohlbefinden genutzt werden können, genauer zu beschreiben, aber auch zu zeigen, dass generell Ressourcen häufig auf entsprechenden Vorstellungen bzw. Imaginationen beruhen. Verena Kast hat das in ihrem Buch *„Imagination als Raum der Freiheit"* bereits in den 90er-Jahren des letzten Jahrhunderts beschrieben, Luise Reddemann in ihrem 2001 erschienenen Buch *„Imagination als heilsame Kraft"* und in letzter Zeit Gerald Hüther in seinem Buch *„Was wir sind und was wir sein könnten"* (2011). Hüther geht davon aus, dass wir unsere Vorstellungen von uns und der Welt verändern können, wenn wir wollen, und dass dies wiederum zu mehr Glück, Zufriedenheit und Inspiration führen kann.

Gerade in diesem Zusammenhang kommt auch die Bedeutsamkeit der Konzepte von Selbstwirksamkeit sowie der Kohärenz als mögliche – immer auch imaginative – Ressourcen zur Geltung. Die Selbstwirksamkeitserwartung einer Person sowie ihr Kohärenzerleben erweisen sich innerhalb der ressourcenorientierten Psychotherapie für die seelische Gesundheit der PatientInnen als fundamental.

Wir wollen Zusammenhänge erkunden: Aus welchem – imaginativen – Material sollten Ressourcen bestehen und aus welchem ressourcenvollen und Kohärenz förderlichen Material sollten Imaginationen und Vorstellungen bestehen? Wir bitten die Leserin/den Leser mit dieser Doppeldeutigkeit zu spielen. Vielleicht hilft hier ein Bild, das wir Thich Nhat Hanh verdanken: In der Blume ist immer schon der Kompost und im Kompost die Blume, das eine kann nicht ohne das andere sein. Aber unser diskursives Denken macht es uns schwer, stets beides im Bewusstsein zu halten, während Imagination Gleichzeitigkeit von allem erlaubt.

Zum Einstieg zunächst eine Einladung zu einer kleinen Selbsterfahrung, zu der mich (L.R.) Verena Kast inspiriert hat.

Selbsterfahrungsübung:

„Stellen Sie sich bitte vor, Sie machen einen Spaziergang. Es ist ein angenehm warmer Frühlingstag, Sie spüren die ersten wärmenden Sonnenstrahlen auf der Haut. Sie hören das lebhafte Gezwitscher der Vögel. Sie erreichen eine Waldlichtung und erfreuen sich am Spiel des Lichtes, das unterschiedlich durch die Bäume hindurch schimmert. Hier gibt es auch eine Wildkirsche, die bereits in Blüte steht. Es geht Ihnen mit einem Gefühl der Dankbarkeit durch den Kopf, wie schön es ist, dass in jedem Frühjahr die Bäume wieder zu blühen beginnen. Sie entdecken einen Bach und verspüren ein Bedürfnis, die Kühle des Wassers zu erleben. Deshalb knien Sie sich neben den Bach und halten Ihre Hände in das angenehme kühle Wasser. Danach setzen Sie erfrischt Ihren Spaziergang fort. – Kommen Sie jetzt mit Ihrer Aufmerksamkeit wieder zurück zur Lektüre des Buches."

Sie sind nun schon in eine Imagination eingestimmt und haben erlebt, dass sie mehr ist, als zu visualisieren. Sie haben mit allen Sinnen mehr oder weniger intensiv etwas erfahren. Wir möchten Sie einladen, dass Sie nun die Fallbeispiele im ersten Kapitel mit ihren Bildern auf sich wirken lassen und schauen, welche Bilder und Einfälle, Gefühle, Körpererleben und Handlungsimpulse sie bei Ihnen evozieren.

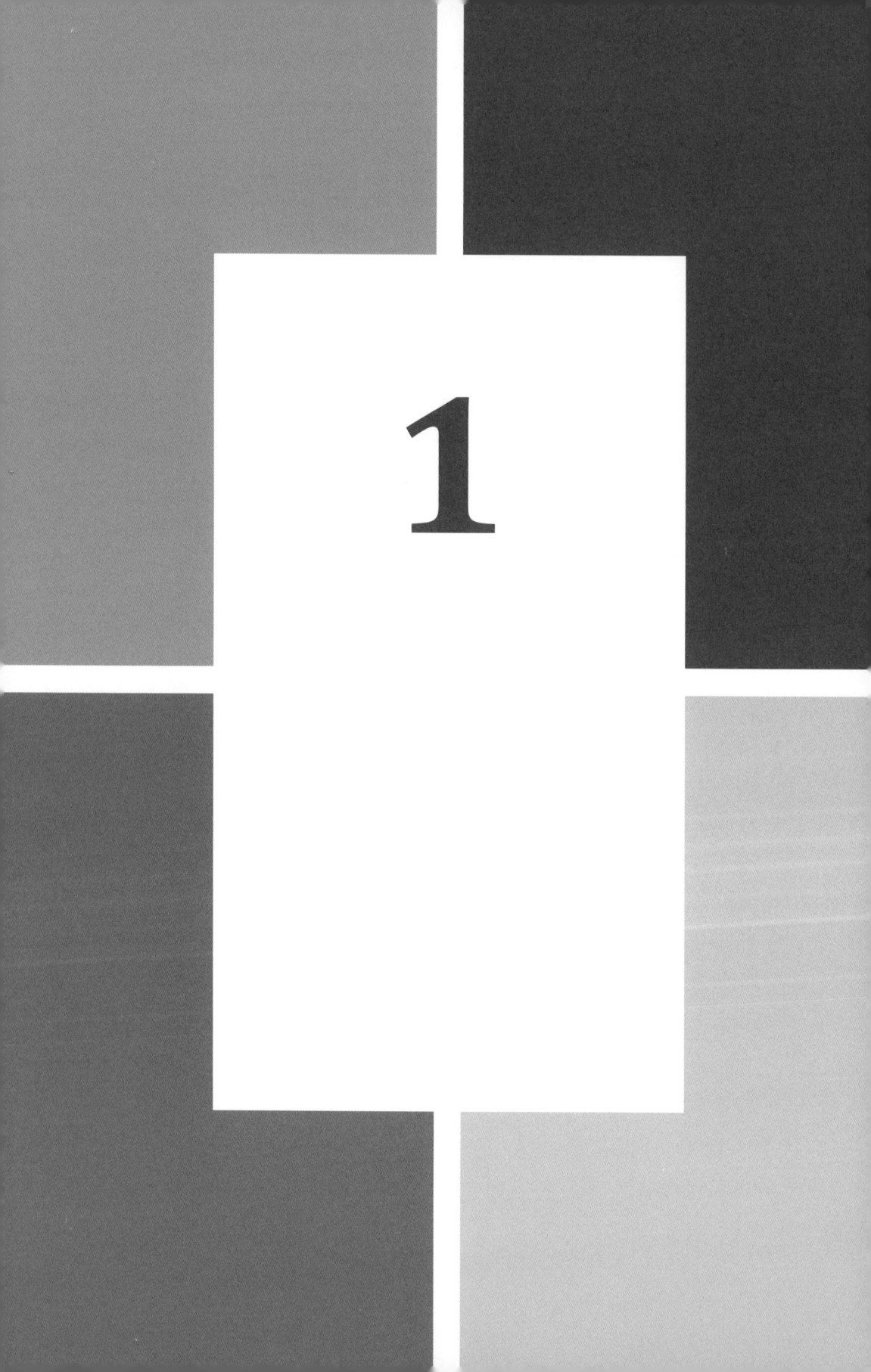

1

Wie wir Imaginationen verwenden

Erstes Fallbeispiel:

Ein Patient berichtet, dass er seit dem Tod seiner Frau das Leben als sinnlos erlebt.

Er wird eingeladen, vom gemeinsamen Leben zu erzählen, wenn er will. Ja, das will er gerne. Je länger er erzählt, desto lebendiger erscheint er. Mit bunten Farben berichtet er von gemeinsamen Reisen, Konzert- und Theaterbesuchen. Schließlich wird er gefragt, wie es ihm mit den Erinnerungen gehe. „Eigentlich gut, aber es ist ja alles vorbei, ich habe das ja alles verloren." Die Therapeutin spürt in der Gegenübertragung ein Gefühl, als würden ihr „alle Felle wegschwimmen", und entscheidet sich, genau dies dem Patienten zu berichten. Der schaut sie erstaunt an. „Nein, alle Felle sind mir nicht weggeschwommen, es gibt ja noch viel Gutes in meinem Leben!" – „Mögen Sie mir davon erzählen?" Jetzt spricht er von Kindern, Enkeln und Freunden, die sich um ihn kümmern. „Das habe ich mir noch nie so bewusst gemacht, wie viel Gutes und Schönes es in meinem Leben gibt, dafür könnte ich dankbar sein." – „Was, wenn Sie es wären?" – „Dann würde es mir vermutlich besser gehen, aber ich hätte das Gefühl, dass ich meine Frau verrate." – „Was müssten Sie tun, um das Gefühl zu haben, dass Sie sie nicht verraten?" Langes Schweigen. „Ich frage sie mal, wissen Sie, ich spreche viel mit ihr." … „Sie meint, es wäre ihr lieber, wenn ich ihr gönnen würde, dass sie es jetzt gut hat. Ich solle mein Leben auch wieder genießen." Lange nachdenkliche Pause. „Mir geht grade durch den Kopf, dass ich doch sehr abhängig war, und vielleicht hat es ja einen Sinn, dass ich jetzt alleine lebe, das habe ich noch nie. Vielleicht hat sie mir da einen Gefallen getan und ich sollte jetzt wirklich mal mein Leben in die Hand nehmen."

Die Therapeutin ist fast erschüttert über diesen Verlauf des Gesprächs, in dem der Patient ja bereits sein Leben in die Hand genommen hat, indem er sich seinem inneren Prozess mit immer neuen Bildern überlassen hat und mit der Sinnfrage auf neue Weise umging. Auch diese Einsichten teilt sie mit dem Patienten, der sich ermutigt fühlt, auszuprobieren, was es bedeutet, allein und doch verbunden zu sein.

In diesem Beispiel zeigt sich nach unserem Verständnis, dass der Patient die Prinzipien des „sense of coherence" erspürt hat. Vermutlich brachte ihn die mitfühlende Intervention der Therapeutin darauf, sich bewusst zu werden, dass er Handlungsspielräume hat. Er konnte sich vorstellen, was er alles erlebt hatte, und das Gespräch mit seiner verstorbenen Frau führen. Wir sind der Meinung, dass in der Vorstellung von Optionen und diese in der Therapie anzuregen, ein großes Potential verborgen sein kann. Dies ermöglichte es dem Patienten, von einer Imagination der Sinnlosigkeit zu einer Vorstellung der Sinnhaftigkeit zu gelangen.

Zweites Fallbeispiel:

Eine Patientin, die seit Jahren an Depressionen leidet, berichtet von Zentnerlasten, die sie mit sich herumschleppe. Dieses Bild scheint bei der Patientin einen starken Eindruck zu hinterlassen, denn es ist zu beobachten, wie sie unter der Zentnerlast schier zusammenbricht. Wir haben es hier also zunächst mit der Wirksamkeit eines die Patientin belastenden Bildes zu tun. Viele „schwer beladene" Patienten kommen mit solchen und ähnlichen Bildern, denen oft kaum Bedeutung zugesprochen wird. Die an Imaginationen und deren unheilvollen wie auch heilsamen Wirkungen interessierte Therapeutin lädt die Patientin zunächst ein, die Macht dieses Bildes auf ihren Körper wahrzunehmen. Anschließend stellt sie die bekannte Wunderfrage, nämlich: „Angenommen, es geschähe ein Wunder und die Zentnerlasten würden verschwinden …" Spontan ergänzt die Patientin, „dann würde ich mich federleicht fühlen und könnte endlich wieder tanzen!" Nun erfolgt ein längerer Dialog über Leichtigkeit, Erfahrungen mit Federn – was zu vielen Einfällen, die mit dem Märchen Frau Holle zu tun haben, und Tanz führen. Es ist der Patientin anzumerken, wie es ihr immer wieder leichter ums Herz wird, selbst wenn kurzfristig auch ambivalent besetzte Themen – unter anderen Einfälle zum Märchen Aschenputtel, zu Strafe und Belohnung, zum Sichwohlfühlen-Dürfen u. Ä. – auftauchen. Den Abschluss der Stunde bilden eine Reflexion der bildhaften Einfälle und die Einladung, sich in etwa gleich viel mit den Zentnerlasten wie der Federleichtigkeit zu beschäftigen.

Bei ihren Interventionen ging die Therapeutin von folgender Prämisse aus, „dass Ressourcensuche und Ressourcenmobilisierung die zentrale Aufgabe der Therapeuten ist, um Patienten – Einzelnen, Paaren, Familien – zügig zu einer gewünschten Veränderung zu verhelfen" (Fürstenau, 2007, S. 239).

Die Vignette zeigt, dass sowohl die Problemperspektive wie auch und insbesondere die Fähigkeiten und Ressourcen der Patientin wertgeschätzt werden. Der wertschätzende Zugang ermöglichte es der Therapeutin, eine konstruktive Basis für den Therapieprozess zu schaffen.

Zudem konnten dadurch auch die Therapiemotivation und die Selbstheilungskräfte der Patientin mobilisiert und gleichzeitig das Machtgefälle zwischen Therapeutin und Patientin abgebaut werden (Fiedler, 2011). Das Selbstwirksamkeitserleben ist offensichtlich.

Wir meinen, dass es sich lohnt, Menschen dabei zu helfen, Imaginationen, die Selbstwirksamkeit und „sense of coherence" ermöglichen, zu entwickeln. In den genannten Fällen ging das relativ leicht, es lohnt sich auch, wenn es etwas mehr Mühe kostet, wie wir an folgendem Beispiel zeigen möchten.

Drittes Fallbeispiel:

Der Patient kommt wegen fortgesetzten Ärgers mit Vorgesetzten. Er möchte Rezepte, wie er sich da besser „durchschlagen" kann. Die Therapeutin fragt ihn, ob er das kenne, sich durchzuschlagen. Klar, das mache er sein ganzes Leben, ihm sei noch nie etwas leicht gemacht worden. Er habe es schon schwer gehabt, auf die Welt zu kommen, denn seine Eltern hätten ihn nicht haben wollen. „Dann machen Sie jetzt die gleiche Erfahrung mit Ihren Vorgesetzten?" – „Blödsinn, kommen Sie mir bloß nicht mit so was, dass die Probleme von heute was mit meiner Kindheit zu tun haben. Das haben mir schon ein paar Therapeuten klarmachen wollen, das bringt mir nichts. Ich brauch was, was mir jetzt hilft, keine Beschäftigung mit dem Mist von früher." Die Therapeutin entscheidet sich, auf diesen Angriff nicht zu reagieren, und fragt ihn, ob es ihm recht ist, sich noch einmal mit dem Thema „Durchschlagen" zu befassen. Hat er Vorstellungen, wie Menschen sich in schwierigen Situationen durchschlagen, kennt er Geschichten? Da fällt ihm vieles ein und die Geschichten begeistern ihn. „Wem würden Sie es gerne nachmachen?" Ein bis zwei Möglichkeiten erscheinen ihm es wert, ausprobiert zu werden. „Wären Sie einverstanden, dass wir das hier mal spielen, dann können Sie gleich erfahren, ob Sie sich damit wohlfühlen." Er schaut zweifelnd, ist aber dann bereit, Möglichkeit eins durchzuspielen. Die Therapeutin spielt den nervigen Chef, er den sich Durchschlagenden, wie in der Geschichte. „Das ist gut, das probiere ich!", meint er zum guten Schluss.

1.1 Imagination und Schöpferkraft

Vielleicht fragt sich manche Leserin/mancher Leser, was wir denn nun *Besonderes* machen? Nichts, natürlich! Viele TherapeutInnen arbeiten ähnlich.

Was in unserer Arbeit möglicherweise anders – wir wissen, dass unsere Arbeit sehr viel Ähnlichkeit mit hypnotherapeutischen Ansätzen hat, worin wir aber nicht formell ausgebildet sind – ist, dass wir sehr genau auf die imaginativen Angebote unserer PatientInnen achten und sie so oft wie möglich aufgreifen.

Dazu braucht es keine wie auch immer geartete Einleitung oder Entspannungsanweisung. Wir gehen davon aus, dass immer dann, wenn die passenden Imaginationen oder auch Geschichten gefunden sind, eine Entspannung wie von selbst eintritt, weil der Mensch sich mit seinen heilsamen Imaginationen wohler fühlt als zuvor, als er sich vielleicht überwiegend bewusst oder unbewusst mit Belastendem beschäftigte.

Wir können Einfluss auf unsere innere Vorstellungswelt nehmen, das ist, was wir unseren PatientInnen vermitteln wollen. Und das kann im Rahmen jeder Therapie geschehen.

Was sich Menschen vorstellen können und mögen, ist extrem unterschiedlich. Wenn man PatientInnen imaginative Arbeit anbietet, ist häufig zu bemerken, dass sie sich schwertun, sich darauf einzulassen, weil sie meinen, das sei „eingebildet" in einem pejorativen Sinn, also „Spinnerei". Es trifft zu, dass es sich im wörtlichen Sinn um „Ein-bildungen" handelt, um Innenbilder also, und auch das „Spinnen" hatte ja einstmals einen Sinn als einerseits nützliche Tätigkeit, andererseits haben Frauen bei dieser Tätigkeit auch im übertragenen Sinn Fäden gesponnen. An anderer Stelle habe ich (L.R.) einen indianischen Schöpfungsmythos vorgestellt (Reddemann, 2008a). Im Gegensatz zum Schöpfungsmythos aus der Bibel geht es hier um eine Schöpferin in Gestalt einer Spinnengöttin, die ihre Fadenknäuel singend spinnt. Und aus den Knäueln und den Gesängen entsteht dann die Welt.

Imagination bedeutet, die eigene Schöpferkraft zu nutzen und sich entfalten zu lassen. Insoweit finden wir das Wort „spinnen" sehr anschaulich, um diesen kreativen Prozess zu verdeutlichen. Aber ebenso gut können wir unsere Innenbilder aus Worten entstehen lassen, wie es unser Schöpfungsmythos nahelegt. Wichtig scheint, dass wir diese schöpferischen Kräfte überhaupt zulassen.

Im folgenden Kapitel wollen wir nun einige Grundlagen, die wir für eine ressourcenorientierte imaginative Arbeit für wichtig erachten, beschreiben.

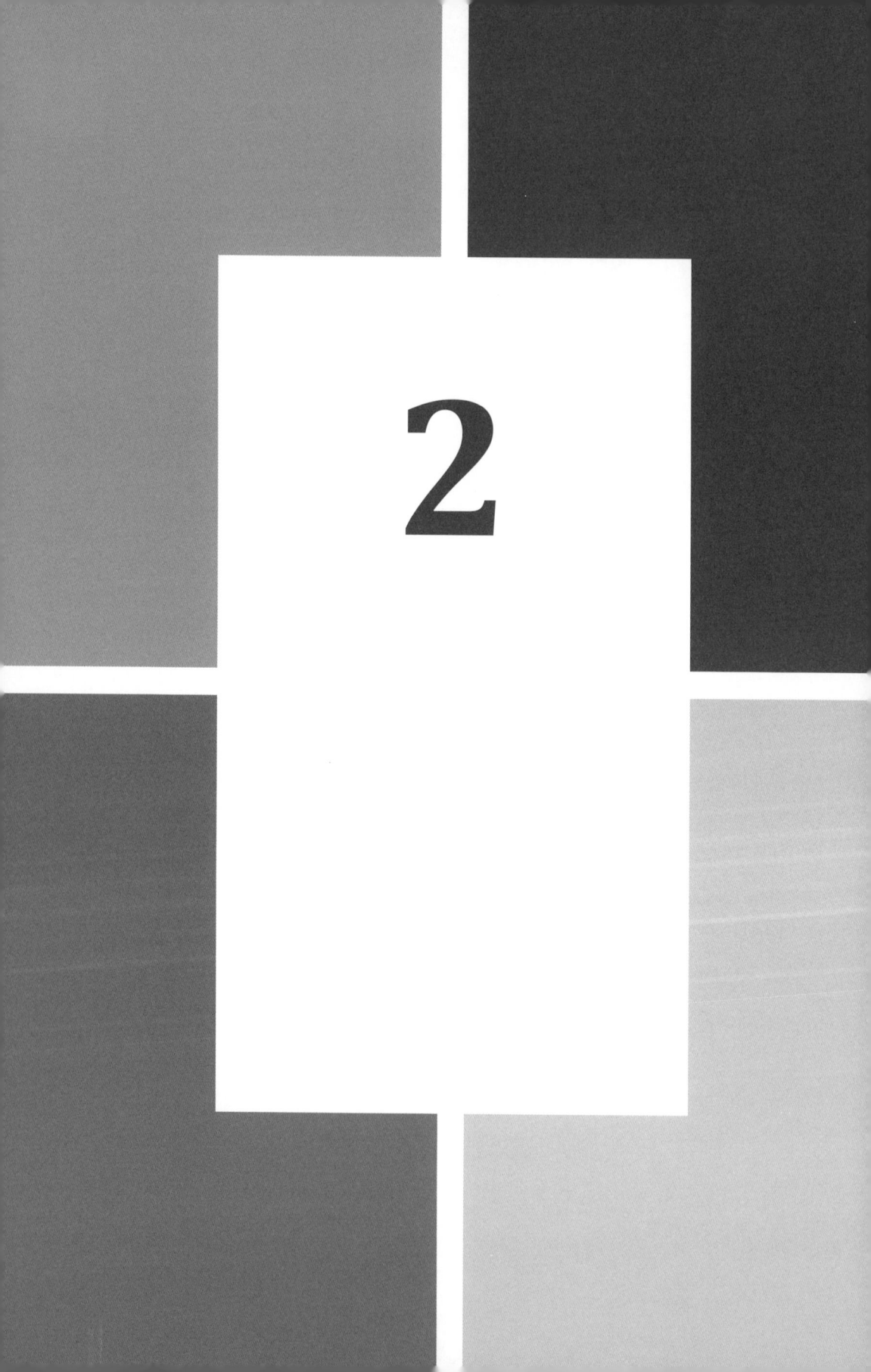

2

Grundlagen

Beginnen möchten wir mit der Klärung einiger Grundbegriffe: zum einen die Begriffe Ressource, Resilienz und Kohärenz, zum anderen werden wir ausführlich Grundlegendes zur Imagination sagen.

2.1 Ressourcen

Peter Levine und Maggie Kline (2010) beschreiben Ressourcen als etwas, das der Mensch von Geburt an besitzt. Dazu gehöre alles, „was unser körperliches, emotionales, geistiges und spirituelles Wohlbefinden unterstützt und fördert" (Levine & Kline, 2010, S. 93). Sie unterscheiden zwischen inneren und äußeren Ressourcen, wobei die äußeren Ressourcen von den inneren dadurch abweichen, dass sie greifbar sind, beispielsweise Gegenstände, Personen und Aktivitäten. Bei einem Kind sei es so, dass es innere Ressourcen von Geburt an mitbringe, aber äußere Ressourcen von Bezugspersonen benötige, um gespiegelt zu werden und Zuwendung zu erfahren (Levine & Kline, 2010). Grawe (2000) bietet eine noch umfangreichere und detailliertere Definition des Ressourcenbegriffs:

> Als Ressource kann jeder Aspekt des seelischen Geschehens und darüber hinaus der gesamten Lebenssituation eines Patienten aufgefasst werden, also z. B. motivationale Bereitschaften, Ziele, Wünsche, Abneigungen, Interessen, Überzeugungen, Werthaltungen, Geschmack, Einstellungen, Wissen, Bildung, Fähigkeiten, Gewohnheiten, Interaktionsstile, physische Merkmale wie Aussehen, Kraft, Ausdauer, finanzielle Möglichkeiten und das ganze Potential der zwischenmenschlichen Beziehungen eines Menschen. (ebd., S. 34)

Konkret fällt uns hier die Fähigkeit ein, sich poetisch auszudrücken. Wer mag, kann sich schon jetzt die Gedichte vor allem in Kapitel 3.3 ansehen.

Imagination wird von Grawe (2000) nicht ausdrücklich als Ressource erwähnt, aus unserer Sicht gehört sie aber unbedingt dazu. Denn auch die Bewertung, ob etwas von uns ressourcenvoll erlebt wird oder nicht, kann nur mit Hilfe unserer Vorstellungskraft getroffen werden.

Grawe beschreibt zwei Perspektiven, durch welche die erwähnten Merkmale entweder als hilfreiches Potential oder als Beschränkung erscheinen. Nimmt man eine Ressourcenperspektive ein, so können alle Möglichkeiten einer Person ausgeschöpft werden und somit als Ressource dienen. Der Ressourcenbegriff steht also in einem positiven Kontext. Die gleichen Merkmale können aber auch als eine Person in ihren Möglichkeiten und in ihrem Wohlbefinden ein- bzw. beschränkend betrachtet werden.

Flückiger und Wüsten (2008) beschreiben diesen Perspektivenwechsel als „Wahrnehmen und Verstärken unmittelbar dargebotener Ressourcen und aktives Heranführen an brachliegende Ressourcen" (ebd., S. 19).

Dazu ihr Fallbeispiel:

> Frau H.: Ich weiß, dass meine Schwierigkeiten mit meinem Mann sehr viel mit mir und meiner Vergangenheit zu tun haben.
> Defizitfokussierte Intervention: Wo sehen Sie Ihre Anteile, welche zu den Schwierigkeiten mit Ihrem Mann führen?
> Ressourcenorientierte Intervention: Sie besitzen die Reflexionsfähigkeit, Ihre Schwierigkeiten mit Ihrem Mann mit sich und Ihrer Vergangenheit in Beziehung zu setzen. Wo sehen Sie einen Zusammenhang? (ebd., S. 19)

Das Beispiel verdeutlicht die Möglichkeiten ressourcenorientierter Gesprächsführung und das dadurch entstehende Potential im Therapieverlauf.

Schwarzer (2004) unterscheidet innerhalb einer biopsychosozialen Betrachtungsweise soziale und persönliche Ressourcen, wobei „[z]u letzteren (...) auch die subjektiven Kompetenzerwartungen (Selbstwirksamkeits-Erwartungen) [zählen]" (ebd., S. 177).

Erwartungen sind ohne Vorstellungen nicht denkbar.
Ressourcen möchten wir daher als alle inneren und äußeren Merkmale einer Person betrachten, die für die seelische und physische Gesundheit förderlich sind oder förderlich genutzt werden können.

2.2 Resilienz

Es lohnt sich aus unserer Sicht, PatientInnen danach zu fragen, was und wer ihnen im Leben geholfen hat, gut zu leben oder ggf. zu überleben. Viele PatientInnen finden alles, was sie erleben, „normal", auch das, was sie tun oder unterlassen. Dabei kann man gerade hier zahlreiche Ressourcen entdecken. Ressourcen wie Probleme zu entdecken, erfordert Vorstellungskraft!

Wie denken Sie über das folgende Gedicht von Rose Ausländer (1984, S. 221) – einer Dichterin, die sich während der Nazizeit zeitweise in einem Erdloch verstecken musste –, welche Bilder steigen in Ihnen auf? Die Schreibweise, also der visuelle Eindruck, trägt mit zur Bedeutung bei:

Noch ist Raum
Für ein Gedicht

Ein Gedicht
Ist ein Raum

In dem man atmen kann

Seelische und physische Gesundheit kann auch als Form von persönlicher Widerstandsfähigkeit (Resilienz) verstanden werden, womit sich die Resilienz einer Person wiederum als Ressource darstellt. Die Resilienz kann aber auch durch weitere Ressourcen verstärkt werden.

Wenn man den Begriff Resilienz aus dem Lateinischen „resilio" wörtlich übersetzt, so bedeutet er „zurückspringen" oder „abprallen" (Stowasser, 1969, S. 873). Für das psychische Befinden eines Menschen heißt das wohl, dass etwas Belastendes, z. B. eine Situation oder ein Problem, von einem Menschen abprallt und er in einen Zustand psychischen Wohlbefindens zurückspringen kann (Reddemann, 2011a). Es bedeutet aber auch die Fähigkeit, so Boss (2008), „auf eine Kompetenzebene zurückzufinden, die dem Niveau vor der Krise entspricht oder sogar höher ist" (ebd., S. 71).

Resilienz bedeutet somit einen Schutzmechanismus, der Menschen schwierige und bedrohliche Situationen überleben und bewältigen lässt, Kraft gibt, antreibt und persönliche Reifung fördert. Schon an dieser Stelle wird deutlich, dass wohl fast jede Leserin/jeder Leser bei den Begriffen „Kraft geben" und „persönliche Reifung" eigene Vorstellungen entwickeln kann. Wir laden Sie ein, ein paar Einfällen zu diesen beiden Bildern nachzuspüren. Uns kommen dazu biographische Situationen in den Sinn, in denen andere Menschen uns ermutigten. Erinnern wir uns daran, stellt sich Dankbarkeit ein und ein Erleben von Kompetenz und Stärke. Beim Begriff Reifung steigt ein Bild auf von einem Apfelbaum in der Blüte, der im Herbst voll mit Äpfeln ist, und Situationen tauchen auf, die uns mit Reifungsprozessen konfrontiert haben.

Resilienz beschreibt eine generative Fähigkeit, die sich in einem fortwährenden Entwicklungsprozess befindet (Werner, 1999) und die wesentlich von unserer Vorstellungskraft gefördert wird. Selbstverständlich nicht nur von ihr, wir wollen uns jedoch hier auf das Potential beschränken, das in der Nutzung der Imaginationsfähigkeit angelegt ist und aus dem Selbstwirksamkeit und Resilienz resultieren können.

Werner erklärt, dass sich Resilienz im Verlauf des Lebens entwickelt. Diese Entwicklung ist vor allem schon ab der frühen Kindheit entscheidend. Die Autorin, Mitinitiatorin und Mitautorin der Kauai-Längsschnittstudie, untersuchte 40 Jahre lang den Einfluss von Schutz- und Risikofaktoren auf die Entwicklung von 698 Kleinkindern bis hin zu ihrem 40. Lebensjahr. Sie beschreibt Resilienz oder Widerstandskraft als das Ergebnis von schützenden Prozessen, welche dabei helfen, dass sich ein Mensch trotz hoher Risikofaktoren gut entwickeln kann (Werner, 1999).

Diese schützenden Prozesse werden als Ressourcen betrachtet, die die jeweilige Person selber mitgebracht und entwickelt hat und die den Grad an Widerstandsfähigkeit bestimmen. Es geht um die Fähigkeit, mit erlebten und momentanen schwierigen Lebenssituationen ein gutes und weitgehend unbelastetes Leben zu führen.

Es ist ein allgemeines Ziel jeder Psychotherapie, mit belastenden Erlebnissen und Situationen zu leben, diese zu integrieren und/oder zu bewältigen. In einer an Ressourcen orientierten Psychotherapie dreht es sich darum, dass sich Personen ihrer eigenen Ressourcen und der darin enthaltenen Resilienz bewusster werden, um diese nutzen zu können. Das Bewusstsein für die eigene Widerstandsfähigkeit zu schaffen, versteht sich dadurch als ressourcenaktivierender Prozess.

Welter-Enderlin (2006) macht allerdings darauf aufmerksam, dass Resilienz und Ressourcenorientierung nicht identisch sind, sie meint: „Das Konzept der Resilienz bezieht sich aber explizit nicht auf (…) therapeutisches Vorgehen, sondern auf Menschen in ihrem natürlichen Umfeld, die aus widrigen Lebensumständen etwas Gutes machen" (ebd., S. 10).

Ressourcenorientierte Therapie kann als ein Prozess verstanden werden, der Resilienz fördert. Dies kann u. a. dadurch geschehen, dass der Glaube an sich selbst und die Überzeugung von der Wirksamkeit der eigenen Kompetenzen und Ressourcen unterstützt werden. Dadurch wird die Vorstellung von Selbstwirksamkeit erhöht, weil diese den Glauben und die Überzeugung an die eigenen Fähigkeiten beinhaltet.

Fallbeispiel:

Eine ältere Frau – Frau B. –, die schlimmste traumatische Erfahrungen als Kind gemacht hat, erzählt mit tiefer Verzweiflung von all dem ihr Widerfahrenem, und da sie selbst Therapeutin ist, vertritt sie die Meinung, dass es bei einer solchen Geschichte unmöglich sei, Zugang zu Ressourcen zu finden. Sie gehe davon aus, dass in einem Fall wie dem ihren Ressourcenorientierung nicht indiziert sei. Ich

(L.R.) höre ihr hingegen mit wachsendem Erstaunen zu und frage mich, wie diese Frau es geschafft hat, zu überleben. Beiläufig erzählt sie, wie sie durchgehalten hat, wie sie sich nicht „unterkriegen" ließ, und gelegentlich gab es auch Menschen, deren Hilfe sie annahm. Zunächst würdige ich, wie schlimm das alles gewesen sein muss und wie schwer für sie als Kind. Dann sage ich ihr, dass ich beeindruckt davon sei, wie sehr sie für ihr Leben gekämpft habe, dass ich einen starken Überlebenswillen bei ihr wahrnehme. Ja, sie sei eine Kämpferin, da hätte ich schon Recht. Ich frage sie, ob sie Lust hätte, dass wir uns ein bisschen über Kämpferinnen unterhalten und ob sie Vorbilder habe.

Als Kind habe sie sich sehr für Johanna von Orléans interessiert. Ihre Augen beginnen zu leuchten, es fallen ihr mehrere um ihre Rechte kämpfende Frauen ein, auch in ihrer eigenen Familie. Und schließlich kann sie sagen: „Das habe ich mir noch nie so klargemacht, dass ich eine Kämpferin bin, gar nicht nur Opfer. Damit fühle ich mich tatsächlich etwas besser, vielleicht haben Sie doch Recht, dass ich da eine Ressource habe und es sich lohnt, dass ich mich damit beschäftige."

In der später noch genauer zu beschreibenden psychodynamisch imaginativen Traumatherapie wird das Selbstwirksamkeitserleben u. a. dadurch gefördert, dass PatientInnen sich ihrer Resilienz während traumatischer Erfahrungen bewusst werden.

So können Selbstwirksamkeitserwartungen erhöht werden, indem ein Zusammenhang hergestellt und bewusst gemacht wird zwischen eigenen Kompetenzen und dem Umgang mit belastenden Erfahrungen.

Man kann z. B. fragen, ob eine Patientin schon einmal stark belastende Situationen nicht nur erlebt, sondern auch aus eigener Kraft und mit eigenen Kompetenzen überlebt hat und mit welchen Vorstellungen.

Resilienz bedeutet keineswegs, Leidvolles zu verdrängen, sondern das Erlebte zu integrieren, zu akzeptieren und zu versuchen, daraus Kraft zu schöpfen. Durch das Schaffen eines Bewusstseins für diese Prozesse kann nicht nur die Widerstandsfähigkeit per se als Ressource gelten, sondern auch durch weitere ressourcenvolle Imaginationen gefördert werden (Reddemann, 2011a).

Manche Menschen besitzen vermutlich mehr Resilienz und nutzen ihre Ressourcen mehr bzw. förderlicher und effizienter als andere Menschen; wir werden das anhand der Studie von Jana Stasing im fünften Kapitel erläutern. Sie besitzen also auch mehr Widerstandskraft. Deshalb sind sie trotz gleicher Umstände weniger belastet.

Da seelische Widerstandsfähigkeit sich durch Ressourcennutzung erhöhen kann, sehen wir Ressourcenaktivierung in der Psychotherapie als notwendig an.

Es sei allerdings mit Nachdruck betont, dass Resilienz auch bedeuten kann, sich mit einer Situation, für die es keine Lösung gibt, abzufinden. Resilienz bedeutet nicht in jedem Fall, jede Herausforderung meistern zu können. Diese Vorstellung entspricht einer abendländischen Hybris (s. dazu ausführlich Boss, 2008). Und es gibt nicht *die* Resilienzfaktoren, sondern hoch spezifische Anpassungen, so dass es wichtig ist, diese differenziert bei jeder Patientin/jedem Patienten zu erkunden.

2.3 Einige Überlegungen zur Nutzung von Imagination in früheren Zeiten

In unserer Kultur hat es Zeiten gegeben, in denen die Menschen viel mehr herausgefordert waren, als sie es heute sind, sich mit den Belastungen des Lebens abzufinden.

Dies spiegelt sich in einer ganze Reihe von Kirchenliedern wider wie z. B. *„Wer nur den lieben Gott lässt walten"* oder *„Was Gott tut, das ist wohlgetan."*

Diese immer sehr intensiven und die Vorstellungskraft anregenden Bilder sind zwar vielen Menschen nicht mehr vertraut, sie lassen sich aber wieder aktivieren, wenn man möchte. Ich (L.R.) ersetze in meiner Vorstellung „Gott" meist durch „das Leben".

Was Gott tut, das ist wohlgetan!
Es bleibt gerecht sein Wille.
Wie er fängt meine Sachen an
Will ich ihm halten stille.
Er ist mein Gott, der in der Not
Mich wohl weiß zu erhalten
Drum laß' ich ihn nur walten (...)
Er wird mein Unglück wenden
Es steht in seinen Händen (...)
Er, als mein Arzt und Wundermann
Wird mir nicht Gift einschenken
Für Arzenei; Gott ist getreu
Drum will ich auf ihn bauen
Und seiner Güte trauen (...)
Er ist mein Licht und Leben
Der mir nichts Böses gönnen kann (...)
Muß ich den Kelch gleich schmecken
Der bitter ist nach meinem Wahn
Laß' ich mich doch nicht schrecken
Weil doch zuletzt ich werd' ergötzt
Mit süßem Trost im Herzen
Da weichen alle Schmerzen.

Samuel Rodigast hat 1675 den Text zu dem bekannten Kirchenlied gedichtet, um einem erkrankten Freund, dem Kantor Severus Gastorius, Trost zuzusprechen – oder auch, weil Gastorius sich ein Lied für seine Beerdigung wünschte. *„Was Gott tut, das ist wohlgetan"* wurde ein Lieblingslied des Königs Friedrich Wilhelm III., bei dessen Beerdigung es auch gesungen wurde. Noch heute ist das Lied mitunter bei Beerdigungen zu hören (verfügbar unter: http://de.wikipedia.org/wiki/ Was_Gott_tut,_das_ist_wohlgetan,_BWV_99 [13.07.2012]).

Johann Sebastian Bach hat die Liedweise in drei unterschiedlichen Kantaten vertont. (Seine Choralkantate aus dem Jahr 1724 *„Was Gott tut, das ist wohlgetan",* BWV 99, basiert auf dem vollständigen, in den Mittelstrophen umgedichteten Choral. Die 1726 geschaffene Kantate BWV 98 benutzt nur die erste Strophe, während in der zwischen 1732 und 1735 entstandenen Kantate BWV 100 alle sechs Strophen des Liedes vertont sind, nach Wikipedia [13.07.2012]).

Ich (L.R.) finde es interessant, dass Bach in einer relativ spät geschriebenen Kantate alle sechs Strophen dieses Liedes vertont hat. Dieses musikalische Wunderwerk hat Bach vielleicht auch getröstet, nachdem er ab 1725 ständig Verluste von ihm nahestehenden Menschen verkraften musste, in einem Ausmaß, wie wir uns das heute kaum vorstellen können (s. Reddemann, 2006, 2013). Wenn heute von der Akzeptanz- und Commitment-Therapie die Rede ist, so schließen diese Gedanken unmittelbar an uralte, bereits auf dem Alten Testament basierende Vorstellungen an, dass es uns hilft, uns anheimzustellen und nicht der Hybris zu verfallen, dass wir alles und jedes kontrollieren können – eine heute immer weiter verbreitete Auffassung, die viel Leid verursachen kann. Ich empfinde es als tröstlich, dass schon vor Jahrhunderten Menschen mit heilsamen Bildern ihr Leiden gelindert haben, nicht völlig anders, als wir es heute tun! Aus diesem Grunde interessieren mich alte Gedichte und Lieder.

Einladung zur Selbsterfahrung:

Wie gehen Sie mit Situationen um, in denen Sie sich ratlos oder gar hilflos fühlen? Kommen Sie manchmal auf den Gedanken, dass es für Sie günstiger ist, wenn Sie sich etwas Größerem anheimstellen, oder meinen Sie, dass Sie alles allein bewältigen müssen? Lassen Sie jetzt für einen Moment sowohl das Eine wie das Andere auf sich wirken und überprüfen Sie, wie Sie sich dabei jeweils fühlen.

Wir meinen, dass es gelegentlich helfen kann, sich auf alte kulturelle Bewältigungsmechanismen zu besinnen. Es wäre aber nicht ratsam, Menschen dazu zu zwingen. Sie können vielerlei gute Gründe haben, sich mit diesem alten Gedankengut nicht beschäftigen zu wollen.

2.4 Ressourcenaktivierung in der Psychotherapie

Wie Sie eben erleben konnten, ist Ressourcenaktivierung ohne Vorstellungskraft kaum möglich. Im Beispiel von Frau B. war allerdings zu erkennen, dass man nicht immer sehr rasch *explizit* mit Vorstellungskraft arbeiten kann. Im obigen Beispiel wurde die Patientin eingeladen, sich mit ihrer Fähigkeit zu kämpfen, auf verschiedene Arten zu beschäftigen. Im Liedtext von Rodigast geht es um die Aufforderung, sich Gott wie einem guten Arzt anzuvertrauen, um so zur Ruhe zu kommen.

Ressourcenaktivierung ist „eines der besten Mittel zur Induktion positiver Erwartungen" (Grawe, 2000, S. 36). Bei Erwartungen handelt es sich, so Grawe, um eine „Gesamteinschätzung der Situation" (ebd., S. 35) und um eine „spezielle Art von Kognitionen" (ebd., S. 35), genauer wohl: von Kognitionen und Vorstellungen. Wenn sich die Einschätzung einer Situation bzw. der Zukunft aufgrund der Ressourcenaktivierung verbessert, da gesetzte Ziele in der eigenen Wahrnehmung umsetzbar werden bzw. bereits wurden – in unserem Beispiel das Überleben –, wird Hoffnung erzeugt.

Die durch Erwartungen und Ressourcenaktivierung erreichte Hoffnung bedingt, dass die Diskrepanz zwischen der subjektiv wahrgenommenen Ist-Situation und der gewünschten Zielvorstellung geringer wird. Das Wohlbefinden, welches durch Erwartungen und Hoffnungen gesteigert wird, bewirkt wiederum eine positive Wahrnehmung der gegenwärtigen Situation.

So kann z. B. ein Mensch, der sich dem göttlichen Willen anheimstellt oder – wie man heute eher sagen würde – dem Leben, dadurch erkennen, dass es doch das eine oder andere Gute in seinem Leben gibt, und dafür dankbar sein. Ein Anderer würde vielleicht dadurch, dass er seinen Kampfgeist bewusster wahrnimmt, sich sicherer fühlen. Diese Erwartungsinduktion bezeichnet Grawe als „positiven Rückkopplungsprozess" (ebd., S. 36). Wir meinen, dass dieser ohne Vorstellungskraft nicht möglich wäre.

Im Beispiel von der Kollegin Frau B. konnte diese erkennen, dass es sich für sie lohnen könnte, sich stärker auf ihre bereits vorhandenen Ressourcen zu konzentrieren.

Es ist immer wieder erstaunlich, wie gerade PsychotherapeutInnen durch jahrelange ausschließlich problem- und defizitorientierte Selbsterfahrung und Arbeit trotz intellektueller Kenntnis der Konzepte der Salutogenese wenig Selbsterkenntnis in Bezug auf eigene Ressourcen haben.

Geht man davon aus, dass jeder Mensch Merkmale besitzt, die als Ressource genutzt werden können, so ist es eine unserer Aufgaben in der Psychotherapie, diejenigen Merkmale einer Person zu finden, die das Selbstwert- und Selbstwirksamkeitsgefühl bestärken und besonders Freude am eigenen veränderten Handeln freisetzen. Die aus der Ressourcenperspektive betrachteten Merkmale dienen dann als Kraftquelle für den Veränderungsprozess in der Psychotherapie. Durch den Blick auf die Wünsche und Werte des Patienten/der Patientin wird Raum für eine Selbstaktivierung gegeben. Es gilt, die PatienInnen einzuladen, ihre Wahrnehmungsperspektive dahingehend zu verschieben, dass sie ein positives und selbstwirksames Gefühl der eigenen Person gegenüber entwickeln können. Durch positive Bilder von sich selbst können PatientInnen wirksame Gefühle sich selbst gegenüber entfalten, die Selbstwert und Wohlbefinden steigern. Ist die Ressourcenaktivierung erfolgreich, wird ein Kreislauf ausgelöst, der nicht nur zum Wohlbefinden der PatientInnen beiträgt, sondern auch die Therapiemotivation und das Engagement in der Therapie steigert, so dass das Arbeitsbündnis wirksamer genutzt werden kann. Im Übrigen sei darauf hingewiesen, dass auch die Ressourcen der Therapeuten angeregt werden.

Fallbeispiel:

Frau A. ist schon längere Zeit in Behandlung. Jetzt berichtet sie davon, dass demnächst beide Kinder das Haus verlassen würden. Der Sohn gehe zum Studium, die Tochter wolle für ein Jahr nach Afrika in die Entwicklungshilfe. Insbesondere das Vorhaben ihrer Tochter ängstige sie zutiefst. Sie verstehe nicht, wie diese auf so eine verrückte Idee komme. Die Therapeutin drückt ihr Verständnis dafür aus, dass es schwer sei, die Kinder gehen zu lassen, und dass viele Eltern so empfänden. Da sie sich offensichtlich verstanden fühlt, kann die Patientin sagen: „Ja, aber es muss ja wohl so sein, junge Menschen müssen ja auf die eigenen Füße kommen." Darauf die Therapeutin: „Wie sind Sie auf die eigenen Füße gekommen, Frau A., mögen Sie mir davon erzählen?"

Die Patientin berichtet, dass sie schon mit 15 Jahren begonnen habe, in europäische Nachbarländer zu reisen, was ihr geholfen habe, erwachsen zu werden. Sie wird nun eingeladen, davon genauer zu erzählen. Sie schildert sehr eindrucksvoll, welche neuen Erfahrungen sie jeweils gemacht hat, und durch entsprechende Nachfragen der Therapeutin wird ihr bewusster, wie sie dadurch selbstsicherer wurde, denn zunächst sei sie eher ein ängstlicher Mensch gewesen. Das führt sie darauf zurück, dass ihre Mutter sehr ängstlich gewesen sei.

„Wie haben Sie das eigentlich geschafft, trotz der Ängstlichkeit diese Reisen und längeren Aufenthalte hinzubekommen?" – „Eigentlich war es nur beim ersten Mal schwierig, danach habe ich ja gewusst, dass ich es kann und dass es schön ist. Beim ersten Mal hat mir geholfen, dass ich Freundinnen hatte, die auch schon mal so einen Schüleraustausch gemacht hatten und mir davon erzählt haben, wie toll das war." – „Haben Sie eine Idee, was Ihre Tochter darauf gebracht hat, nach Afrika gehen zu wollen?" – „Die engagiert sich schon lange in so einer Initiative und, ach so, ja, wir waren auch viel auf Reisen mit unseren Kindern und auch in Südafrika ... (längere nachdenkliche Pause) ... Dann sollte ich sie vielleicht doch eher unterstützen und mir nicht so viele Sorgen machen, was meinen Sie?" – „Wie wäre es, wenn Sie sich beides erlauben? Sie können Ihre Tochter ermutigen und sich Gedanken machen ..." – „Sich Gedanken machen klingt besser als sich Sorgen machen."

An diesem Beispiel werden zwei Dinge deutlich: Zum einen zeigt es, dass wir unter Imagination auch so etwas Alltägliches verstehen wie das Sich-Erinnern – wenn möglich an Angenehmes. Zum anderen schält sich heraus, dass PatientInnen dadurch, dass sie sich genauer mit sich selbst beschäftigen, häufig ohne großes Zutun der TherapeutInnen ihre Ressourcen entdecken können – was uns ein Anliegen ist.

Bei der hier vorgestellten Fallvignette und Vorgehensweise hat die Patientin selbst einige ihr bis dahin nicht bewusste Perspektiven angesprochen. In manchen Therapien erscheint es uns wichtig, gezielter auf unbewusste Hemmnisse und Hindernisse einzugehen. Hier ist die Domäne psychodynamischer Therapien gefragt. Denken wir an die Nutzung von Imaginationen, so werden diese eher im Sinne der aktiven Imagination nach C.G. Jung eingesetzt (s. Kap. 6.2.1).

Grawe (2000) hat eine Formel vorgeschlagen: „Problemperspektive für die inhaltliche Therapieplanung (‚Was soll geändert werden? Oder auch: wohin soll die Reise gehen?'), Ressourcenperspektive für die prozessuale Therapieplanung (‚Wie kann es am besten geändert werden?')" (ebd., S. 99).

Fiedler (2004, 2011) kritisiert die einseitige Betrachtung der Psychotherapie in Form defizitorientierter Behandlungsmodelle. Ressourcenorientierung ist eine Ergänzung des Behandlungsmodells, keine gegensätzliche Betrachtungsweise. Fürstenau (2007) spricht von „beidäugigem Sehen".

„Ressourcenorientierung bzw. Ressourcenaktivierung meint (...) immer mindestens zweierlei:

- Erkennen und Stützen der bereits vorhandenen positiven Seiten und Fähigkeiten eines Patienten
- Anreichern und Erweiterung der vorhandenen Möglichkeiten durch gezielte Vermittlung von neuen Informationen und Bewältigungskompetenzen" (Fiedler, 2004, S. 4).

Fiedler (2011) empfiehlt „Beratung und Training als ressourcenanreichernde Erweiterung der vorhandenen Möglichkeiten durch die gezielte Vermittlung neuer Informationen und durch die Einübung neuer und bis dahin ungewohnter Bewältigungskompetenzen" (Fiedler, 2011, S. 20). Erst durch die Kombination von Ressourcenförderung und -aktivierung und Ressourcenaneignung werde die ressourcenorientierte Psychotherapie umfassend (Fiedler, 2011). So wurde die oben erwähnte Patientin von der Therapeutin immer wieder eingeladen, von ihren Erfahrungen mit den heranwachsenden Kindern zu berichten und neue Möglichkeiten des Umgangs mit ihnen zunächst in der Vorstellung durchzuspielen, um sie dann zu erproben.

Weitere Techniken zur Ressourcenaktivierung werden von Flückiger und Wüsten (2008) vorgestellt. Mit der Wunderfrage – schon die Bezeichnung impliziert eine Imagination! – nach de Shazer (2000) können Zielvisionen erarbeitet werden, die der Therapiemotivation dienen. Die PatientInnen werden angeleitet, sich vorzustellen, was passieren würde, wenn über Nacht alle Probleme verschwunden wären. Was hätte sich verändert? Was könnte die Person an sich und ihrer Umgebung beobachten? Eine andere Form der Wunderfrage ist es, sich das eigene Ich im Alter vorzustellen und auf das heutige Ich zurückschauen zu lassen. Dies kann z. B. mit der Übung des „inneren Teams" (Reddemann, 2001) erreicht werden. Auch mit der imaginativen Übung „Ort der Ruhe und der Kraft" (ebd., S. 57), die auch als „innerer sicherer Ort" bekannt geworden ist (Reddemann, 2001), können Ressourcen bewusst gemacht werden. Dabei geht es nicht nur darum, Ressourcen kennenzulernen, sondern auch, neue Ressourcen zu erfinden oder verborgene Ressourcen zu (re)aktivieren.

Ressourcenaktivierende Psychotherapie steigert nicht nur das Engagement, die Selbstheilungskräfte und die Resilienz, sondern kann auch das Machtgefälle zwischen PatientIn und TherapeutIn abbauen: „Weg vom kompetenten Behandler persönlicher Probleme hin zum Solidarpartner des Patienten, nämlich im gemeinsamen Kampf gegen widrige Lebensumstände" (Fiedler, 2011, S. 29).

Wampold et al. (2010) betonen als Psychotherapieforscher, dass es der therapeutischen Beziehung und dem Arbeitsbündnis dienlich sei, ressourcenorientiert zu arbeiten. Auch Judith Herman (2010) kommt zu einem ähnlichen Schluss in Bezug auf in der Kindheit schwer traumatisierte PatientInnen.

Als Psychoanalytiker empfiehlt Fürstenau (2007) Progressionsorientierung. Ausgehend von einem Ich-psychologischen Ansatz handelt es sich bei ihm vor allem um die Frage, welche Aufgaben für den Patienten in einer bestimmten Entwicklungsphase entstehen und wie die Aufgabenbewältigung gefördert werden kann.

Wir hoffen, deutlich gemacht zu haben, dass Ressourcenaktivierung ohne Vorstellungskraft nicht gelingen würde. Nur nachzudenken genügt nicht.

2.5 Kohärenzgefühl

Das von Aaron Antonovsky (1997) entwickelte Konstrukt des „sense of coherence (SOC)" wird im Deutschen „Kohärenzgefühl" genannt und dreht sich um den Kerngedanken der Salutogenese. Das Kohärenzgefühl entwickelt sich von früher Kindheit an bis ins Erwachsenenalter als eine Lebensorientierung. Es stellt ein relativ stabiles Merkmal dar, das sich auf die jeweilige Lebenseinstellung bezieht und die Bewältigung von Belastungen und Anforderungen stark beeinflusst.

Das Konstrukt besteht aus drei Komponenten:

1. dem Gefühl der Verstehbarkeit. Hier wird die Überzeugung beschrieben, „dass die eigene Lebenswelt kognitiv klar, verstehbar und strukturiert (im Gegensatz zu chaotisch)" (Faltermaier, 2005, S. 69) erlebt wird,
2. „dem Gefühl der Bewältigbarkeit, also der Grundüberzeugung und Zuversicht einer Person, dass die im Leben auf sie zukommenden Anforderungen mit den eigenen Ressourcen im Wesentlichen zu bewältigen sind,
3. dem Gefühl der Sinnhaftigkeit (...), einem Grundgefühl, dass das eigene Leben sinnvoll ist und wert, Energie dafür zu investieren" (ebd., S. 69).

Personen mit einem starken Kohärenzgefühl sind besser in der Lage, Anforderungen als Herausforderungen zu bewerten und ihre Ressourcen bestmöglich einzusetzen, wodurch auch eine erfolgreiche Bewältigung erfolgen kann (Faltermaier, 2005).

Die drei Komponenten sind dabei eng miteinander verknüpft und alle notwendig, um eine erfolgreiche Bewältigung von Belastungen vorherzusagen. Die Komponenten können unterschiedlich gewichtet sein. Ohne ein Gefühl der Sinnhaftigkeit würde die Motivation für einen Bewältigungsversuch fehlen. Ohne ein Gefühl der Verstehbarkeit kann auch kein Gefühl der Bewältigbarkeit entstehen.

Faltermaier (2005) erklärt, dass Antonovsky in seiner Theorie (1997) zwischen dem Vorhandensein und der Mobilisierung von Widerstandsressourcen unterscheidet. Demnach verfügen diejenigen Personen über ein hohes Kohärenzgefühl, die ihre vorhandenen Widerstandsressourcen auch mobilisieren können, wodurch eine erfolgreiche Problem- oder Stressbewältigung aufkommen kann. Das Kohärenzgefühl hat in diesem Prozess eine vermittelnde Aufgabe und führt zu einer adäquaten, also an die Belastungssituation in Relation zu den verfügbaren Ressourcen angepassten Auswahl an Bewältigungshandlungen. Eine Person mit hohem Kohärenzgefühl ist also in der Lage, genau diejenigen Ressourcen aus ihrem Repertoire zu mobilisieren, die spezifisch auf die erfolgreiche Bewältigung des jeweiligen Stressors oder der jeweiligen Anforderung abzielen und entsprechende Handlungen zur Folge haben.

Das Kohärenzgefühl erscheint nicht nur als Vermittler zwischen Ressourcen und Bewältigungshandlungen, sondern kann auch selbst als generalisierte Bewältigungsressource angesehen werden. Renate Höfer (2000) erläutert dabei „übergreifende Bewältigungsressourcen", die dazu beitragen, die richtige Bewältigungsstrategie (Coping-Stil) zu finden, um die verfügbaren Ressourcen optimal zu nutzen. Dabei wird verdeutlicht, dass nicht die Menge an Ressourcen ausschlaggebend ist, sondern „ein situational flexibles Gefühl von Orientierungs- und Gestaltungsmöglichkeit" (Höfer, 2000, S. 308). Dies erklärt, warum auch Personen mit einem geringen Maß an Ressourcen trotzdem gesund bleiben können. Die von Höfer (2000) durchgeführten Studien zum Kohärenzgefühl bei Jugendlichen verdeutlichen die „zentrale Rolle des Kohärenzgefühls für die Gesundheit" (ebd., S. 308). Die Autorin stellt einen deutlichen Zusammenhang zwischen „psychosomatischen Stresssymptomen, psychischem Stress, der Lebenszufriedenheit und der Höhe des Kohärenzgefühls" (ebd., S. 308) fest. Zudem zeigt das Kohärenzgefühl nicht nur bei leichten Stressoren, sondern besonders auch bei starken Belastungen eine salutogene Wirkung. Höfer verweist auf ihre Ergebnisse, die aussagen, dass „Jugendliche mit starker lebensweltlicher Belastung bei einem sehr hohen Kohärenzgefühl geringere gesundheitliche Belastungen auf[weisen] als jene Jugendliche mit geringen lebensweltlichen Belastungen und einem durchschnittlichen Kohärenzgefühl" (ebd., S. 308f.).

Antonovsky (1997) erklärt, dass sich die dem Individuum zur Verfügung stehenden Widerstandsressourcen bis zum frühen Erwachsenenalter generalisiert haben, und geht daher von einer überdauernden Stabilität des Kohärenzgefühls aus.

Entgegen Antonovskys Auffassung, dass „mit Abschluss der Identitätsentwicklung und der Entscheidung für ein bestimmtes Lebensmodell (Ehe, Beruf), sich der Erfahrungsraum der Menschen nur noch durch Lebensübergänge oder unabwendbare Schicksalsschläge verändert" (Höfer, 2000, S. 309), konnte Höfer in ihren Studien jedoch feststellen, dass das Kohärenzgefühl sowohl positive als auch negative Veränderungen durchlaufen kann. Das bedeutet, dass sich das Kohärenzgefühl nicht statisch und unveränderlich als Persönlichkeitseigenschaft darstellt, sondern sich dynamisch über das Leben hinweg entwickelt (Höfer, 2000).

Das Kohärenzgefühl wird durch Stressoren beeinflusst, insbesondere durch identitätsrelevante Stressoren, weniger durch Stressoren im Allgemeinen. Durch Stressoren, die die Identität bedrohen, kann das Kohärenzgefühl als Konsequenz nicht erfolgreicher Bewältigungsarbeit abnehmen. Wie sich das Kohärenzgefühl entwickelt und verändert, ist bislang noch nicht detailliert geklärt. Höfer identifiziert aber eine Tendenz, dass soziale Ressourcen einen beachtlichen Einfluss auf die Entwicklung des Kohärenzgefühls einer Person haben können: „Durchgehend zeigt sich, dass Jugendliche, die sich anerkannt fühlen, die gute Beziehungen zu anderen haben, insbesondere auch zur Familie, und die sich von anderen sozial unterstützt fühlen, höhere Kohärenzwerte haben" (ebd., S. 309).

Sowohl junge wie alte Menschen können von einem guten Kohärenzgefühl profitieren.

Das Beispiel Konrad Adenauer:

Der erste Bundeskanzler der Bundesrepublik Deutschland erscheint uns als ein Beispiel für ein hohes Kohärenzerleben. Trotz erheblicher Belastungen in den Jahren 1933–1945 und massiver Verfolgung durch die Nationalsozialisten hatte Adenauer einerseits eine starke Unterstützung durch seine Familie und andererseits offenbar auch genügend internale Ressourcen und Selbstwirksamkeitsüberzeugungen, dass er als 73-Jähriger bewusst anstrebte, Bundeskanzler zu werden. Er wurde es mit einer Stimme Mehrheit, seiner eigenen.

Beispiele aus Literatur und Film:

In der berühmten Geschichte von Bert Brecht über die *„unwürdige Greisin"* geht es um eine 70-Jährige, die nach dem Tod des Ehemannes endlich beginnt, ihr eigenes Leben nach eigenen Vorstellungen zu leben. Sie tut dies auch gegen den Willen ihrer Kinder, die sie als egoistisch und verrückt bezeichnen. Dabei ist sie durchaus sozial engagiert, macht es aber auf eine ihr eigene Weise – eben so, wie sie sich das immer schon gewünscht hat. Ähnliches gelingt auch der alten Frau im Film *„Die Herbstzeitlosen"* der Schweizer Regisseurin Bettina Oberli. Auch sie verwirklicht noch ihren Traum von einem selbstbestimmten Leben, indem sie eine „Lingerie-Boutique" eröffnet, sehr zum Ärger ihrer bigotten Umgebung, und sie hat damit Erfolg. Auch in diesem bezaubernden Film sieht man, wie sich innere und äußere Ressourcen verbinden und Kraft und Kohärenz ermöglichen. Schließlich sei auch noch an Doris Dörries verknöcherten alten Mann aus *„Kirschblüten – Hanami"* erinnert, der sich nach Japan aufmacht und hier ein kurzes, aber intensives Leben lebt, in dem dieser Mann im wahrsten Sinn des Wortes erblüht. Hier ist es zunächst eher der Wunsch seiner Frau, den er zu erfüllen trachtet, aber im Lauf des Filmes wird erkennbar, wie sehr seine Frau seine unterdrückten Sehnsüchte zum Ausdruck brachte, und dass er jetzt, wo sie ihm das nicht mehr abnehmen kann, zu sich selbst findet.

In unseren heutigen Tagen trifft man immer mehr auf alte und sogar hochbetagte Menschen, die, nicht zuletzt aufgrund ihrer Lebenserfahrungen, auch in sehr schwierigen Lagen ihr Leben auf eine gekonnte und kohärente Weise meistern.

Hier ist sicher noch viel Forschung erforderlich. Lena-Sophie Kindermann hat sich mit dem therapeutischen Nutzen von Imagination bei hochbetagten Menschen beschäftigt. Sie stellt in ihrer Studie (2012) die Wirkung imaginativer Übungen bei älteren pflegebedürftigen Menschen heraus. Im Speziellen wurden Einflüsse durch die imaginativen Übungen „Gepäck ablegen" und „innerer sicherer Ort", angelehnt an die Übungen von Reddemann (2001), auf die emotionale Befindlichkeit und das Schmerzerleben untersucht. Kindermann (2012) konnte äußerst positive Effekte auf das Schmerzempfinden einerseits und das emotionale Befinden der älteren Menschen dieser Studie andererseits eruieren. Die Übungen konnten auch dazu beitragen, Ressourcen, Selbstwirksamkeits- und Kohärenzerleben zu entdecken und zu stärken.

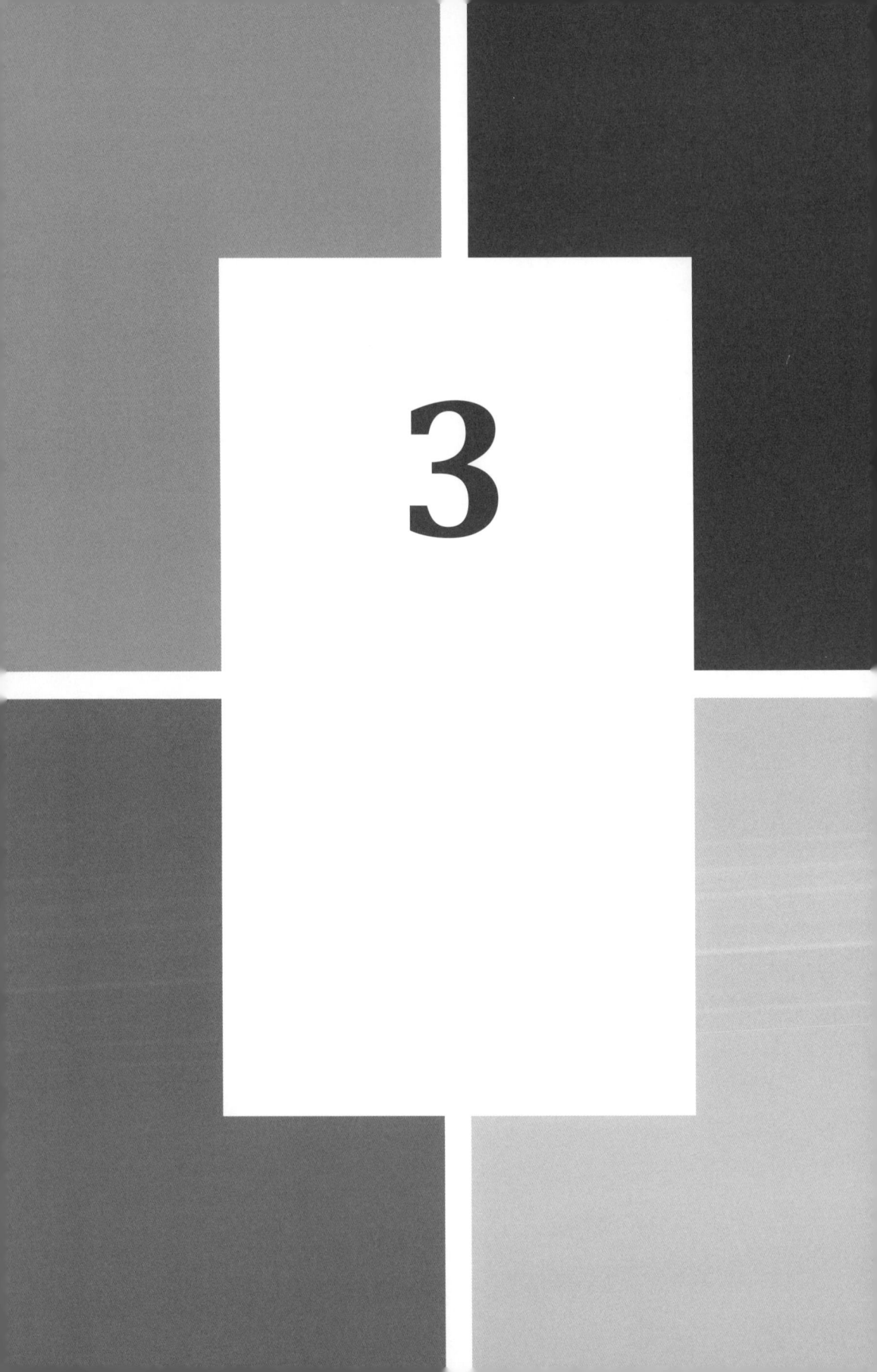

3

Die Bedeutung
von Imaginationen

Fast in jeder therapeutischen Arbeit lassen sich implizit oder explizit imaginative Methoden finden. Entweder es werden imaginative Verfahren als Bausteine für die Psychotherapie genutzt, oder die Therapie baut gänzlich auf imaginativen Methoden auf (Kirn, Echelmeyer & Engberding, 2009). Häufig aber werden Imaginationen nicht von Therapeuten beachtet und können daher auch nicht genutzt werden.

Ich (L.R.) hätte früher ein Wort wie „durchschlagen" nur zur Kenntnis genommen, mich aber nicht aufgerufen gefühlt, damit nun direkt zu arbeiten. Heute bin ich sogar davon überzeugt, dass es besonders elegant ist, mit den Bildern zu arbeiten, die spontan von den Patienten angeboten werden.

Es besteht in verschiedenen Therapieansätzen und -schulen Einigkeit darüber, dass Vorstellungen das Verhalten des Menschen bedeutend beeinflussen. Auf teilweise witzige Art hat sich Donald Meichenbaum (1986) darüber Gedanken gemacht, warum „die Anwendung der Imagination in der Psychotherapie" zu Veränderungen führt. Er meint, dass „anscheinend nur die Imagination des Therapeuten und sein Grad an Chuzpe die Grenzen für das, was er seine Klienten innerhalb der sogenannten Grundlage der Psychotherapie imaginieren lässt", setzen (ebd., S. 453).

Die Gedanken von Meichenbaum scheinen uns auch heute noch gültig, er kommt in seiner Arbeit *„Warum führt die Anwendung der Imagination in der Psychotherapie zur Veränderung?"* zu dem Schluss, dass es nach seiner Meinung drei Vorgänge gibt, die zu Veränderungen beitragen:

1. Das Gefühl von Kontrolle, das der Klient durch Kontrollieren und Üben verschiedener Vorstellungsbilder innerhalb der Therapie wie *in vivo* [Hervorhebung im Original] entwickelt.

2. Die veränderte Bedeutung oder der veränderte innere Dialog, der den Fällen von fehlangepaßtem Verhalten vorausgeht, sie begleitet und ihnen folgt. Imaginationsübungen, eingebettet in eine bestimmte Konzeptualisierung, tragen zu dieser veränderten Bedeutung oder diesem Übersetzungsprozess bei.

3. Das mentale Üben von Verhaltensalternativen, die zur Entwicklung von Bewältigungsfähigkeiten beitragen.

Meichenbaum gibt dann die abschließende Empfehlung, dass man einen Teil der Chuzpe-Energie dazu benutzen möge, „Theorien zu entwickeln, die erklären, warum Therapien zur Veränderung beitragen" (ebd., S. 466f.).

Wir wissen, dass Imaginieren eine Art Probehandeln darstellt, was bereits Freud (1911) annahm und sich jetzt neurobiologisch (s. weiter unten) zeigen lässt. Singer und Pope (1986) meinen, dass es

> (...) für den Therapeuten eher sinnvoll (scheint), Bilder zu schaffen, die so weit wie möglich versuchen, die Beschreibung des Patienten zu konkretisieren. Wenn der Patient einen Bericht über einen Strandspaziergang mit einem engen Freund liefert, sollte der Therapeut in der Imagination diesen Spaziergang tatsächlich reproduzieren und sich so weit wie möglich in die Erfahrung, die der Patient beschreibt, einfühlen. (ebd., S. 29f.)

Dies ist also ein Plädoyer für das Mitimaginieren des Therapeuten, was wir ebenfalls für wertvoll erachten, weil es die Begegnung im imaginären Raum unterstützt. Erzwingen lässt sich das allerdings nicht, und TherapeutInnen sollten auch anerkennen, dass manche PatientInnen sehr viel leichter imaginieren als sie selbst.

Für sehr bedeutsam halten wir auch die Auffassung von Singer und Pope, dass „das imaginative System auch eng mit künstlerischem und humorvollem Ausdruck verwandt ist" (ebd., S. 31). So können sie sagen, dass „die Anwendungsmöglichkeiten der menschlichen Imagination fast unbegrenzt (sind), wenn der Patient diese Dimension erst einmal als adaptive Kraft und nicht nur als Form regressiver Erfahrung akzeptiert hat" (ebd., S. 35).

Die Wirkungen von Imagination und Vorstellungskraft sind physiologisch messbar. Sie bestimmen unser Verhalten und psychisches und physisches Befinden, wodurch sie auch zu einem wichtigen Instrument für die Psychotherapie werden. Was Imagination und Vorstellungskraft im Detail bedeuten, wie sich Imagination und Vorstellungskraft des Menschen auf Körper und Psyche auswirken und wie sie therapeutisch genutzt werden können, wollen wir später noch eingehender ausführen.

3.1 Definition: Imagination

Der Begriff der Imagination verweist auf den lateinischen Begriff „imago". Imago bedeutet übersetzt Bild und Vorstellung. Im Englischen wird der Begriff Vorstellung äquivalent als „imagery" gebraucht (Perrig, 1988). Zudem beschreibt Perrig, dass Vorstellungen unter anderem als introspektive Phänomene verstanden werden können. So würden sich Vorstellungen auswirken auf das

(...) subjektive Erleben oder die Erfahrung, in der der Mensch glaubt, konkrete Dinge oder Ereignisse „innerlich" zu „sehen", zu „hören" oder zu „spüren", sobald er sich gedanklich mit ihnen auseinandersetzt, ohne dass die Dinge auch wirklich und real vorhanden sind. (ebd., S. 12)

Hier wäre das Wort „äußerlich" hilfreich, denn es gibt auch innerlich reale Dinge. *Vielen PatientInnen hilft es, wenn wir den Unterschied zwischen äußerer und innerer Wirklichkeit verdeutlichen.*

Verena Kast (2012) spricht bei ihrer Definition von Imagination zusätzlich von Einbildungskraft, Phantasie und Tagträumen.

Jeder Mensch verfügt über Vorstellungskraft und somit über die Fähigkeit zu imaginieren. Wer das infrage stellt, dem kann empfohlen werden, eine einfache Übung durchzuführen. Sie lautet beispielsweise wie folgt:

Übung:

„Stellen Sie sich vor, wie Ihr Lieblingstier aussieht und beschreiben Sie es mir." Wenn die jeweilige Person anfängt, darüber nachzudenken, entsteht ein inneres Bild, eine Vorstellung, eine Imagination, eine Phantasie darüber, wie das Tier aussieht, welche Farbe es hat, welche physiologischen Merkmale sichtbar sind, womöglich entspinnt sich auch eine Vorstellung darüber, wie das Tier riecht und wie es sich anfühlt.

Der Begriff der Imagination lässt sich somit sowohl als inneres Bild oder inneres Abbild von etwas als auch als eine Vorstellung von innerem und äußerem Erlebten verstehen (Kirn et al., 2009; Reddemann, 2001).

Verena Kast (2012) schreibt:

Imaginationen zeigen uns auch, wie sehr wir geprägt sind von unserer Kultur, aber auch, wie sehr uns kulturelle Erzeugnisse helfen können, mit uns und unseren Konflikten umzugehen, wie sie aber auch Grundlage für weiteres schöpferisches Tun sind, uns anregen, uns lebendig sein lassen. (ebd., S. 31)

Hüther (2011) erklärt uns als Hirnforscher:

Die von den Sinnesorganen ankommenden Erregungsmuster werden dabei benutzt, um immer stabilere und zunehmend komplexer werdende „innere Bilder" in Form bestimmter Verschaltungsmuster in den verschiedenen Hirnregionen zu verankern. Das gilt nicht nur für das Sehen und die Verankerung „innerer Sehbilder", sondern ebenso für das Tasten und die Herausbildung innerer „Tast- und Körperbilder", für das Hören und die Entstehung entsprechender „Hörbilder" und das damit einhergehende Verstehen und Verankern von Sprache, letztlich auch das Interesse am Zuhören. Auf gleiche Weise entwickelt sich die Fähigkeit, aus Gerochenem innere „Geruchsbilder" anzulegen und mit anderen Sinneswahrnehmungen und den dadurch erzeugten inneren Bildern zu verbinden. Ja, sogar die von den Muskeln bei Veränderungen ihres Tonus zum Gehirn weitergeleiteten Signale werden benutzt, um innere Repräsentanzen von komplexen Bewegungsabläufen, gewissermaßen innere „Bewegungs- und Handlungsbilder" in bestimmten Bereichen des Gehirns anzulegen und bei Bedarf abzurufen. (ebd., S. 41)

Das Frontalhirn

(...) ist in besonderer Weise daran beteiligt, aus anderen Bereichen des Gehirns eintreffende Erregungsmuster zu einem Gesamtbild zusammenzufügen und auf diese Weise von „unten" aus tiefer liegenden und früher ausgereiften Hirnregionen eintreffende Impulse zu hemmen und zu steuern. Ohne Frontalhirn kann man keine zukunftsorientierten Handlungskonzepte und inneren Orientierungen entwickeln, kann man nichts planen, kann man die Folgen von Handlungen nicht abschätzen, kann man sich nicht in andere Menschen hineinversetzen und deren Gefühle teilen, auch kein Verantwortungsgefühl empfinden. (ebd., S. 41f.)

Kirn et al. (2009) beschreiben ebenfalls die Vielfältigkeit in Anlehnung an unsere Sinnesmodalitäten: „Sehen", „Hören", „Spüren"/„Fühlen", „Riechen", „Schmecken". Dadurch ist es uns möglich, dass sich auch unsere Vorstellungen „visuell", „auditiv", „taktil"/„kinästhetisch", „olfaktorisch" und „gustatorisch" gestalten können (ebd., S. 16). Wir sprechen hier häufig von visuellen Imaginationen, also visuellen Vorstellungen und inneren visuellen Bildern, und möchten empfehlen, immer im Sinn zu behalten, dass der Begriff Imagination sich für inneres sinnliches Erleben jedweder Art eingebürgert hat und nicht nur für visuelles.

Alle Begriffe wie Imaginationen, Vorstellungen und innere Bilder, aber auch Phantasien weisen in dieselbe Richtung, nämlich über die Fähigkeit zu verfügen, sich etwas vorstellen zu können, das in irgendeiner Form schon vorhanden oder ganz neu in der Vorstellung entworfen worden ist. Auch Beck (1999) erklärt, dass die Begriffe Vorstellung, „inneres Bild, Tagtraum, Phantasiebild, Imagination und Erinnerung" (ebd., S. 232) synonym verwendet werden können, um das Verständnis bei PatientInnen über den Begriff der Vorstellung zu erweitern. Die Begriffe finden je nach Kontext und Verständlichkeit Anwendung.

Da Psyche und Körper in einer ständigen Wechselwirkung stehen und nicht unabhängig voneinander betrachtet werden sollten, wird im Folgenden auf den Zusammenhang zwischen Imagination, Vorstellungskraft und Physiologie eingegangen.

3.2 Imagination, Vorstellungskraft und Physiologie

Gerald Hüther (2010) beschreibt in seinem Buch *„Die Macht der inneren Bilder"*, wie der Prozess des Lernens von inneren Bildern und Verhaltensmustern abläuft. Ein inneres Bild von etwas zu haben, wird gelernt und durch äußere und innere Reize gebildet. Hüther spricht von Aktivierungsmustern, die je häufiger sie erregt werden, desto mehr auch die beteiligten Nervenzellverbindungen bahnen, festigen und stabilisieren. Diese Nervenzellverbindungen bilden „handlungsleitende, Orientierung bietende innere Muster, [die] Menschen dazu bringen genauso zu denken, zu empfinden oder zu handeln, wie sie es nun einmal immer dann tun, wenn diese inneren Muster aktiviert werden" (ebd., S. 16). Innere Bilder können also das Fühlen, Denken und Handeln eines Menschen beeinflussen. In der Psychotherapie wird versucht, die inneren Muster zu verändern, damit ein Mensch anders als vorher denken, fühlen und handeln kann. Dazu können Bilder verwendet werden, die genau diese Umformung unterstützen. Beispielsweise können „Sicherheit bietende innere Bilder wach[ge]rufen [werden], wenn Angst erzeugende Bilder übermächtig und damit denk- und handlungsbestimmend zu werden drohen" (ebd., S. 16).

Schmid (2010) beschreibt in diesem Zusammenhang die neuronale Plastizität von Vorstellungen, wenn er die psychoneuroimmunologischen Zusammenhänge von Vorstellungskraft erklärt. Neuronale Plastizität ist dadurch gekennzeichnet, dass das Gewebe im Gehirn formbar ist und auf einem Austausch zwischen „Vorstellungskraft und Nervensystem als eine Art Kommunikation und gegenseitige Beeinflussung" (ebd., S. 29) beruht. Beispielsweise erklärt Schmid, dass die Vorstellung von bestimmten Bewegungen diejenigen Neuronen im Gehirn aktiviert und modifiziert, die für diese motorische Aktivität zuständig sind. So konnte gezeigt werden, dass bei Musikern, die Noten lesen, ohne zu spielen, die motorischen Areale, die für die motorische Aktivität beim Spielen zuständig sind, aktiviert sind. Im Sport ist dies schon lange als „mentales Üben" bekannt.

Auch in der Feldenkrais- und Alexander-Körperarbeit werden diese Erkenntnisse bereits seit Jahrzehnten genutzt.

Emotionsbesetzte Vorstellungen (Schmid, 2010) können sich ebenfalls körperlich auswirken. Vor allem das Neuroendokrinsystem und die (unter anderem) für die Emotionen zuständige Amygdala werden durch die inneren Bilder dahingehend beeinflusst, dass die Vorstellungen als tatsächlich oder sehr ähnlich dem Tatsächlichen wahrgenommen werden können. So kann z. B. die Vorstellung von etwas Ekel Erregendem Ekel in uns auslösen, die Vorstellung von glücklichen Momenten Glück usw. „Die Vorstellung einer Erfahrung hat mehr oder weniger dieselbe neuroendokrine Wirkung auf Körper und Geist, als würde das Objekt tatsächlich gesehen, bzw. die Situation real erlebt werden" (ebd., S. 28). Therapeutisch wird aufgrund dieser Erkenntnisse unter anderem mit der Desensibilisierung gearbeitet (Schmid, 2010). Aber auch das Sich-Erinnern an schöne oder Freude bringende Erfahrungen kann so erlebt werden, dass die dazu gehörigen Gefühle und neuronalen Zustände aktiviert werden, etwas, was jede Therapeutin/jeder Therapeut weiß.

Vorstellungen können immunologische und auch das Hormonsystem betreffende Auswirkungen haben. Es wird dabei nicht nur die Wahrnehmung, sondern auch in erheblichen Teilen die Physiologie des Menschen beeinflusst. Insbesondere die Immunabwehr kann durch „den Dialog der Vorstellungskraft mit den Nerven-, Hormon- und Immunsystemen (…) aktiviert werden" (ebd., S. 29).

Durch Hormone können unsere seelischen und körperlichen Stimmungen und Befindlichkeiten gesteuert werden. Wie Hormonausschüttungen, hervorgerufen durch innere Vorstellungen, physiologisch bemerkbar werden, beschreibt Schmid:

> Die Freisetzung von Hormonen durch emotionsbesetzte, in der Regel mit Stress einhergehende mentale Bilder (u.a. Angst, Bitterkeit, Eifersucht, Ekel, Freude, Panik, Scham, Sex, Trauer, Überraschung, Verlegenheit, Verliebtsein, Wut usw.) – v.a. wahrscheinlich über die Innervation der Organe des Endokrinsystems – ist jedem Menschen unmittelbar über entsprechende Affektregungen und körperliche Begleiterscheinungen erlebbar: Atemstocken, Blutdruck-Erhöhung, Erröten, Gänsehaut, Herzklopfen, Hyperventilation, Kloß im Hals, Schwitzen, sexuelle Erregung, Speichelfluss, Tränen, Übelkeit, Wallungen, Zittern u.a.m. (ebd., S. 36)

Während diese Erfahrung jedem Menschen bekannt ist, wissen viele nicht, dass Stress durch als heilsam erlebte Bilder entkräftet werden kann.

Fallbeispiel mit Übung:

In einer Gruppe wird die Übung „Gepäck ablegen" (Reddemann, 2001) besprochen und die PatientInnen werden eingeladen, sich vorzustellen, dass sie auf einer langen Wanderung viel Gepäck bei sich haben und beschließen, dieses abzulegen. Danach werden sie gebeten, genau wahrzunehmen, ob sich in ihrem Körpererleben etwas ändert. Einige können beschreiben, wie sie sich erleichtert und eben auch leichter fühlen. Und meinen, das sei doch unglaublich, dass man nur durch diese Vorstellungen so etwas erleben könne.

Leider kann durch ein Zusammenwirken des neuronalen und hormonellen Systems bei bestimmten inneren Vorstellungen das Immunsystem auch geschwächt werden.

So kann eine angstbesetzte, damit Stress auslösende innere Vorstellung Änderungen im Hormon- und Nervensystem hervorrufen, die ihrerseits das Immunsystem belasten und damit schwächen können. Schmid (2010) zitiert in diesem Zusammenhang zahlreiche Studien, in denen der Einfluss von Stress auf das Immunsystem beschrieben wird. Daraus ergibt sich für uns die Notwendigkeit, in Psychotherapien möglichst immer auch heilsame Bilder zu evozieren, die den krank machenden entgegenwirken.

Den Einfluss der Vorstellungskraft auf das Nervensystem betreffend, weist Schmid (2010) darauf hin, dass körperlicher Schmerz vom psychischen nicht getrennt werden kann und eine gegenseitige Beeinflussung stattfindet. Dies geht so weit, dass bereits eine Suggestion bei einem Menschen starke Schmerzen auslösen kann (vgl. Derbyshire, Whalley, Stenger & Oakley, 2004).

Der oben beschriebene Effekt ist umgekehrt auch in der Placeboforschung bekannt. Der Placeboeffekt ist ein unspezifischer Behandlungseffekt, der bei jeder medizinischen und psychotherapeutischen Behandlung wirksam ist. Er stellt eine unbewusste Aktivierung der Selbstheilungskräfte des Menschen dar und ist keineswegs bloß Einbildung, sondern hat durchaus klar und objektiv messbare körperliche Gesundungseffekte (Morschitzky, 2009, S. 691).

Durch die Überzeugung, also die Vorstellung von der Wirkung des Medikaments (Placebo), kann es „zur Ausschüttung endogener analgetisch wirkender Stoffe" (ebd., S. 691) kommen. Diese Stoffe, die Endorphine genannt werden, sind „körpereigene (...) Opiate (...) zur Schmerzdämpfung (...) [,welche] die vom Hinterhorn des Spinalmarks eintreffenden Schmerzimpulse (...) blockieren" (ebd., S. 691).

Welche Verantwortung wir hinsichtlich der von uns gewählten Worte und Bilder haben, wurde neuerdings von Häuser, Hansen und Enck (2012) in einer Arbeit unter dem Titel „Nocebophänomene in der Medizin" im Deutschen Ärzteblatt beschrieben. Wir greifen dieses Thema auf, um darauf hinzuweisen, dass TherapeutInnen sich sehr genau bewusst sein sollten, wie sie ihre Worte und Bilder wählen und auf welche Worte der PatientInnen sie sich entscheiden einzugehen. „Bei jeder medizinischen Behandlung, zum Beispiel der Verabreichung von Medikamenten oder einer Psychotherapie, werden spezifische von unspezifischen Effekten unterschieden. Nichtspezifische Elemente einer Behandlung werden als Placeboeffekt bezeichnet, wenn sie nützlich sind, und als Noceboeffekt benannt, wenn sie schädlich sind" (ebd., S. 460). Schon Achterberg (1990) hat darauf hingewiesen, dass diese Effekte vor allem mit Imaginationen zu tun haben. Es ist die Rede von Noceboantwort, darunter werden „Beschwerden oder Symptomverschlimmerungen verstanden, die nur durch negative Erwartungen des Patienten und/oder negativ verbale und nonverbale Kommunikation der Behandler hervorgerufen werden" (Häuser et al., 2012, S. 460). Hier fallen mir (L.R.) einige Beispiele aus dem lesenswerten Buch „Die verlorene Kunst *des Heilens"* von Lown (2004) ein. Am meisten beeindruckt hat mich das Beispiel des Patienten, der an einer schweren Herzerkrankung leidet. Dr. Lown verwendet am Krankenbett einen lateinischen Begriff, den der Patient nicht versteht, den er aber so interpretiert, dass es sich um eine gute Nachricht handelt. Der Arzt rechnet mit seinem baldigen Tod. Längere Zeit später meldet sich der Patient, gesund. Auf die Frage, was ihm denn geholfen hätte, meint er, der Arzt habe doch gesagt, dass er wegen … gesund werde. Das habe ihm geholfen. Im Artikel von Häuser et al. (2012) werden einige Beispiele für Nocebo-Effekte begünstigendes Verhalten genannt, die so auch in der Psychotherapie auftauchen können, nämlich „Auslösung von Verunsicherung": „Vielleicht hilft dieses Medikament (…) probieren wir mal dieses Mittel aus (…) versuchen Sie, Ihre Medikamente regelmäßig zu nehmen." Weiter führen die Autoren aus, dass Patienten in als existenziell bedrohlich erlebten Situationen stark empfänglich für Suggestionen seien, die – so meinen wir – entsprechende innere Vorstellungen auslösen. „In Extremsituationen befinden sich Menschen häufig in einem natürlichen Trancezustande (…) dieser Bewusstseinszustand ist anfällig für Missverständnisse, doppeldeutige Worte und negative Suggestionen" (ebd., S. 461f.). Auch wenn diese Aussagen auf Studien mit körperlichen Erkrankungen beruhen, so liegt es nahe, davon auszugehen, dass Ähnliches ebenfalls in der Psychotherapie vorkommt. Andererseits helfen diese natürlichen Trancezustände eben auch, dass auf den Patienten gut abgestimmte heilsame Bilder wirken können.

Nicht nur die physiologischen Effekte von Imaginationen und Vorstellungen erweisen sich als sehr bedeutsam für das Wohlbefinden einer Person, auch psychologische Aspekte sollten in diesem Zusammenhang betrachtet werden.

Im folgenden Kapitel soll ausführlich auf Imagination und Vorstellungskraft als mögliche Ressource für die Psychotherapie eingegangen werden.

3.3 Imagination, Ressourcen und Selbstwirksamkeit

Wir sind davon überzeugt, dass jeder Mensch Ressourcen besitzt, die für die Therapie hilfreich genutzt werden können. Welche Ressourcen vorhanden sind und welche bereits von PatientInnen genutzt werden oder erst aktiviert werden müssen, ist individuell verschieden. Dies gilt auch für die Ressource Imaginationsfähigkeit oder eben Vorstellungskraft.

Es scheint eindeutig, dass manche Personen mehr persönliche Ressourcen für ihre seelische Gesundheit nutzen können als andere und deshalb eine höhere

Widerstandsfähigkeit und mehr Selbstheilungskompetenzen besitzen. Das weist auf die Notwendigkeit hin, innerhalb einer ressourcenorientierten Psychotherapie vorhandene Ressourcen bei PatientInnen zu erkunden und auszuschöpfen sowie die Entwicklung von neuen Ressourcen zu fördern. Wir suchten nach Antworten auf die Frage „Was tun seelisch gesunde Individuen, das weniger Gesunde von ihnen lernen könnten?" Dabei scheint uns der Einbezug von Vorstellungskraft besonders wichtig.

Einladung zur Selbsterfahrung:

Im Folgenden wollen wir Sie zunächst zum Nachdenken über einige Gedichte einladen, wir werden Sie dann kurz über den Hintergrund der Gedichte informieren und Sie zu einigen Überlegungen hinsichtlich der hier erkennbaren Imaginationen und darin begründeten Ressourcen anstoßen.

Sozusagen grundlos vergnügt

Ich freu mich, daß am Himmel Wolken ziehen
Und daß es regnet, hagelt, friert und schneit.
Ich freu mich auch zur grünen Jahreszeit,
Wenn Heckenrosen und Holunder blühen.
Daß Amseln flöten und daß Immen summen,
Daß Mücken stechen und daß Brummer brummen.
Daß rote Luftballons ins Blaue steigen.
Daß Spatzen schwatzen. Und daß Fische schweigen.

Ich freu mich, daß der Mond am Himmel steht
Und daß die Sonne täglich neu aufgeht.
Daß Herbst dem Sommer folgt und Lenz dem Winter,
Gefällt mir wohl. Da steckt ein Sinn dahinter,
Wenn auch die Neunmalklugen ihn nicht sehn.
Man kann nicht alles mit dem Kopf verstehn!
Ich freue mich. Das ist des Lebens Sinn.
Ich freue mich vor allem, daß ich bin.

In mir ist alles aufgeräumt und heiter;
Die Diele blitzt. Das Feuer ist geschürt.
An solchem Tag erklettert man die Leiter,
Die von der Erde in den Himmel führt.
Da kann der Mensch, wie es ihm vorgeschrieben,
– Weil er sich selber liebt – den Nächsten lieben.
Ich freue mich, daß ich mich an das Schöne
Und an das Wunder nie gewöhne.
Daß alles so erstaunlich bleibt, und neu!
Ich freu mich, daß ich ... Daß ich mich freu.

Dieses Gedicht stammt von der Dichterin Mascha Kaléko (1977, S. 70), einer jü-
dischen Schriftstellerin, die es gewiss nicht leicht hatte. Die Liebe zur Natur ist
unverkennbar, auch in späteren und späten Gedichten spielen Naturmetaphern
eine wichtige Rolle. Hier findet sie Trost und Geborgenheit, was ihr Freude ermöglicht.

Was spricht Sie in diesem Gedicht an? Welche Sätze lösen in Ihnen Imaginationen
aus? Fallen Ihnen spontan Patienten ein, denen Sie dieses Gedicht empfehlen würden?

Ich (L.R.) bekam dieses Gedicht vor Jahren von einer Patientin geschenkt, die mir
damit sagen wollte, dass es ihr „eigentlich" doch recht gut gehe. Sie wollte damit
auch ihre Dankbarkeit für eine hilfreiche Therapie zum Ausdruck bringen.

Dazu passt ein Gebet, das wir in einer Anthologie gefunden haben:

Lobpreis der Navajo – ein Nachtgebet

Düstere Wolken stehen vor der Tür;
aus düsteren Wolken besteht dein Pfad,
der von zuckenden Blitzen erhellt wird.
Ich Glücklicher – ich kann laufen,
auch bei strömendem Regen!
Ich Glücklicher – ich kann laufen,
auch durch das nasse Laub!
Ich Glücklicher – ich kann laufen,
wohin ich auch will!
Möge schön sein, was mich erwartet.
Möge schön sein, was ich hinter mir lasse.
Möge schön sein, was sich über mir befindet.
Möge alles schön sein,
was mich umgibt.
Möge alles in Schönheit enden ...

Was löst dieses Gedicht in Ihnen aus? Wo erleben Sie Unterschiede zu dem Gedicht
von Kaléko, wo Gemeinsamkeiten?

Schließlich noch ein Gedicht von Christine Lavant (1962, S. 95), in dem es wiederum
um Naturerfahrung geht, aber genau genommen in einem übertragenen Sinn.

Seit heute, aber jetzt für immer
weiß ich: die Erde ist wirklich warm.
Ich gebe der Nessel den Brand zurück
und dem Igel die Stacheln.

Seit heute ist alles mein Schutzpatron
und die ganze Welt eine Weidenwiege,
in der uns der Windstoß zusammenschaukelt
und unsren Atem verknotet.

Man spürt deutlicher als in den beiden anderen Gedichten, dass hier eine psychische Erfahrung in Metaphern der Natur übertragen werden soll – so verstehe ich das (L.R.).

Welche Einfälle haben Sie dazu? Vielleicht ganz andere. Das Schöne an Bildern ist, dass sie jedem seine/ihre Wahrheit lassen.

Welches der drei Gedichte hat Sie am meisten angesprochen? Gibt es Sätze/Passagen, die Sie sich merken möchten?

Wir sind davon überzeugt, dass die Beschäftigung mit künstlerisch gestalteten Imaginationen – sei es in Sprache, sei es in der Malerei oder im Tanz, um nur einiges zu nennen – sich lohnt, weil es unsere eigene Imaginationsfähigkeit stärkt. Wir werden daher noch einige Male auf literarische Beispiele zurückgreifen. Vielleicht fallen Ihnen noch andere Gedichte ein, die in Ihnen gute Erinnerungen und Emotionen auslösen, wie z. B. *„Geh aus mein Herz und suche Freud"* von Paul Gerhardt, der im Übrigen sehr viele Mut machende Gedichte geschrieben hat – und sich mit den Bildern darin wohl auch trösten konnte.

Auch die Kenntnis von Märchen und Mythen, von Belletristik und nicht zuletzt von bildender Kunst unterstützt unsere Imaginationsfähigkeit.

3.4 Die Nutzung von Imagination als Ressource für die Psychotherapie

„Das Vorstellungsbild ist eine der Hauptursachen für Krankheit und Gesundheit, es ist das älteste und wichtigste Hilfsmittel im Heilungsprozess" (Achterberg, 1990, S. 7).

Jeanne Achterberg stellt in diesem Zusammenhang einen geschichtlichen Abriss dessen dar, wie und von wem Imaginationen als bedeutsames Element von Krankheit und Gesundheit verwendet wurden und werden. Heilungsrituale der Schamanen, Vorstellungstechniken der Griechen, Pilgerfahrten und Rituale der katholischen Kirche bis zur modernen Medizin und deren Placeboforschung sind dabei nur auf ein Ziel ausgerichtet: „Sie sind Mittel zum Zweck, die Vorstellungen, das innere Bild oder die Erwartungshaltung zu ändern, die die Patienten hinsichtlich ihres Gesundheitszustandes haben" (ebd., S. 8). Sie betont, dass es nachgewiesen ist, dass negative Einbildungskraft den Gesundheitszustand einer Person erheblich verschlechtern kann und die Forschungen über die positiven Auswirkungen von Imaginationen deshalb besonders fokussiert werden müssen. Die Autorin appelliert an die Eigenverantwortung des Individuums für seine Gesundheit. Jede Person, die sich durch negative Vorstellungen schwächen und daran erkranken kann, kann sich umgekehrt auch durch positive Vorstellungen selbst heilen, meint Achterberg. Allerdings ist zu beachten, dass die heilsamen Vorstellungen eben auch „unter die Haut" gehen müssen, wie Hüther immer wieder in vielen Vorträgen und Schriften hervorhebt (z. B. Hüther, 2010). Die auf belastenden Erfahrungen basierenden negativen Imaginationen scheinen es hier – zunächst – leichter zu haben.

Die Idee, dass Gefühle intensiv erlebt werden müssen, um Heilung erfolgen zu lassen, hat zu der aus unserer Sicht einseitigen Vorstellung geführt, in Psychotherapien möglichst genau und intensiv von belastenden Gefühlen getragene unerfreuliche Erfahrungen aus der Vergangenheit zu erkunden. Aus unserer Sicht sollten aber mindestens ebenso viele positiv getönte neue Erfahrungen in der Therapie ermöglicht werden. Möglicherweise müssten es sogar mehr sein (s. dazu Fredrickson, 2009). Grawe (2004) schlägt dazu vor, wenigstens zehn Minuten der Therapiesitzung auf die Aktivierung positiver Gefühle zu verwenden. Man könne dies durch Hypnose oder *Imagination* ermöglichen.

Ich (L.R.) ziehe es vor, dies im Prozess der Sitzung zu tun, indem man jedes Bild und Sprachbild mit positiver Konnotation aufgreift und PatientInnen einlädt, dem nachzuspüren, es „auszukosten" und darüber hinaus bei belastenden Bildern Gegenbilder zu (er)finden (Reddemann, 2001).

Fallbeispiel:

Ein Patient, der schon länger in Behandlung ist wegen einer schweren Depression, erzählt zum wiederholten Mal und scheinbar völlig ungerührt von einigen extrem belastenden Erfahrungen aus seiner Kindheit. Die Therapeutin entschließt sich, ihn zu fragen: „Herr X, ich habe mich schon ein paar Mal gefragt und möchte Sie das jetzt auch fragen, was denken Sie, wie Sie all das Schlimme überlebt haben?" Der Patient schaut sie erstaunt an und sagt dann: „Ja, weil ich meine Oma hatte, die hat mir immer geholfen." Die Therapeutin ist fast mehr erstaunt als der Patient, dass sie das nie gefragt hat. Nun lädt sie ihn ein, ihr mehr von der Oma zu erzählen. Als der Patient dieser Einladung folgt, wird er erkennbar lebhafter, er lächelt ein paar Mal und erscheint beinahe „wie verwandelt". Jetzt kann in dieser Behandlung darüber gesprochen werden, dass es wichtig ist, sich auch mit dem Heilsamen, nicht nur mit dem Schweren zu beschäftigen, was dem Patienten nun auch einleuchtet, weil er es „hautnah" erlebt hat.

In dem Buch „*Selbstheilung durch Vorstellungskraft*" von Schmid (2010) ist die Schlussfolgerung zu finden: „Wenn der Mensch in der Lage ist, allein kraft seiner Imagination seinen Körper in den Tod zu schicken (Schmid, 2009), folgt daraus der einfache logische Schluss, dass ihm auch eine Leben spendende Heilkraft innewohnt" (ebd., S. 273).

3.5 Kunsttherapie und Imagination

Der Künstlerin und Kunsttherapeutin Doris Titze verdanken wir einige Überlegungen zum kunsttherapeutischen Prozess, die wir hier auszugsweise mit ihrer ausdrücklichen Erlaubnis zitieren möchten, weil sie nach unserer Meinung auch für den kreativen Umgang mit Imaginationen zutreffen können.

Wir zitieren aus ihrem Vortrag (Titze, 2011):

Oft werden verbale und nonverbale therapeutische Verfahren als konträr betrachtet, obwohl sie sich gegenseitig bereichern. Wenn wir uns die Worte und die Bilder gönnen, wird unser Leben reichhaltiger. Auch Bilder erzählen Geschichten, doch sie wollen entsprechend gelesen werden.
Wenn man sich selbst bewusst gegenüber steht und sich formuliert, ist man sich nicht ausgeliefert, sondern steht sich handelnd gegenüber. Es entsteht ein Dialog: mit sich selbst, mit dem Bild, mit Anderen.
Hanns Josef Ortheil lässt in seinem berührenden Buch „Die Erfindung des Lebens", ein bis dahin stummes Kind durch das Zeichnen schreiben und schließlich sprechen lernen: „Wenn die Buchstaben und Worte unter einer Zeichnung oder einem Bild standen, konnte ich mir sogar jede Einzelheit merken. Ich stellte mir einfach die Zeichnung vor, die Zeichnung der Eiche, wie sie da mit ihren leicht verkrüppelten Ästen und Zweigen wie eine leicht aus den Fugen geratene Skulptur vor mir auftauchte! Zu genau dieser Zeichnung gehörte der Satz Das ist eine Eiche. Eine Zeichnung, vier Worte, ein Punkt. So war das, und es war wirklich ganz einfach" (2009, S. 176).
Der Vater erforscht mit seinem Sohn zeichnend die Landschaft und erklärt: „Man muss sich die Sachen, die man zeichnen möchte, ganz genau anschauen, ganz genau, hörst Du, in allen Einzelheiten! Und erst dann sollte man mit dem Zeichnen anfangen, hörst

Du?" Ebenso sorgfältig sollte man in der Kunsttherapie die Bilder ansehen, bevor man mit dem Reden oder mit Interventionen beginnt, „... ganz genau ... in allen Einzelheiten!" Es benötigt eigentlich nicht den besonderen Blick, sondern den (präzisen) Blick überhaupt. Wesentliche Dinge, die auch die kunsttherapeutische Arbeit betreffen, sind in diesem Buch enthalten: Das Zusammenwirken von Sprache und Bild, die Präzision der Wahrnehmung und die Achtsamkeit den Menschen gegenüber. So meint Hanns Ortheils Junge: „Ich kann vielleicht noch keine Wörter und Buchstaben schreiben, doch Noten, die kann ich natürlich aufschreiben. Es hat mich nur noch niemand darum gebeten, kein Mensch hat sich für die Noten in meinem Kopf interessiert" (S. 182). Der kleine Junge spricht nicht, hat aber den Kopf voller Worte, Bilder und Noten. So müssen wir uns stets hinterfragen, was sich hinter den Dingen und Menschen, unseren Vorstellungen, Wertungen, Gefühlen und Beweggründen überhaupt verbirgt.

Titze weist hier auf einen wichtigen Punkt hin: Jede Art des Sich-Ausdrückens und Vermittelns ist individuell und erfordert im Rahmen einer (therapeutischen) Kommunikation das Aushalten von Ungewissheiten. Auch deshalb schätzen wir das Bild vom „klumpfüßigen Hephaistos", weil es etwas über Unvollkommenheit und Ungewissheit aussagt.

Titze fährt fort:

Überzeichnungen fungieren auch in der kunsttherapeutischen Arbeit als Ventil: Themen wie „fremd", „falsch", „krank", „hässlich" wirken eher befreiend und fantasieanregend, während ein Anspruch (der KlientInnen) an so genannte schöne Bilder die Kreativität eher hemmt. Es ist die Frage: Gönnen wir uns die Freiheit, Fehler zu machen? Dürfen wir etwas ausprobieren, was mit Sicherheit nicht perfekt werden wird? Üben wir sogar das Scheitern und schöpfen Kraft daraus? Es geht in der Kunsttherapie nicht um Kunst, sondern darum, einen stimmigen Ausdruck für sich und sein Erleben zu finden. Bilder wirken oft magischer als Worte. Bilder schaffen Möglichkeitsräume. Ein Bild, das wir als stimmig erleben, löst weitere Bilder aus. Bilder spenden Trost durch ihr Dasein. Kunsttherapeutische Prozesse schaffen Stellvertreter, schaffen eine begreifbare Gestaltung als Gegenüber. Ängste, Hoffnungen und Wünsche, Erinnerungen und Visionen werden konkretisiert. Bilder bieten in der Therapie sowohl den Schutz, ein unerträgliches Erleben aus sich heraus zu stellen und sich zu distanzieren als auch die Chance, sich selbst näher zu kommen. So sehr das Bild von einer Abwesenheit zeugt, so sehr bleibt es anwesend. Indem Kunsttherapeuten sich mit dem schöpferischen Potential ihres Gegenübers verbünden, unterstützen sie dessen Resilienzentwicklung. Künstlerisches wie therapeutisches Tun sind stets lösungsorientiert und verweigern sich dennoch einer Erwartungshaltung. Dies erfordert eine gewisse Gleichzeitigkeit von Aufmerksamkeit und Absichtslosigkeit, von Fokus und Diffusion. Bilder sind Gefäße für Ambivalenzen und destruktive Kräfte. Sie verbinden divergierende Zeiten, Orte, Erlebnisse, Gedanke und Gefühle in einem gemeinsamen Raum.

Dies gilt ebenso für Imaginationen. Für uns ist das Moment der Gleichzeitigkeit wichtig, die sich so in Worten, im Diskursiven, eben nicht ausdrücken lässt, weil wir immer nur ein Wort nach dem anderen aussprechen können. So kann es bisweilen sehr dienlich sein, wenn Imaginationen auch bildhaft dargestellt werden, ehe über sie gesprochen wird. Gleichzeitigkeit kann nur in den Künsten gelingen, z. B. im Bild, in der polyphonen Musik, im Tanz.

Wir lassen Doris Titze weiter zu Wort kommen:

> In der therapeutischen wie künstlerischen Arbeit können Widerstände auftreten, kann ein vermeintlicher Stillstand erlebt werden, der Frustrationstoleranz erfordert und Geduld (auch der TherapeutIn). Doch gerade jene Phase ist, das erfährt man im Nachhinein, meist die kreativste und produktivste. Der Philosoph Hans Gadamer meint: „Wer kennt das nicht, dieses quälerische Gefühl bei der kreativen Arbeit. Aber wenn etwas zustande gekommen ist, dann haben wir wieder einen Halt in dem fremden Geschehen, das uns umgibt. Vielleicht ist das ein tiefes Gefühl der Gelassenheit, nach dem wir streben. Aber dieses Gefühl, nennen wir es Glück, kommt erst nach der kreativen Anstrengung, der wir uns immer wieder ausliefern müssen." (Gadamer, 2002).
> Jenes Glücksgefühl der kreativ-fordernden Arbeit wirkt stabilisierend und heilend. Vor allem der Sinngehalt schöpferischer Arbeit sowie die Überwindung innerer und äußerer Widerstände werden als beglückend erlebt; die Tatsache selbst etwas zu erschaffen anstelle eines Konsums vorgefertigter Güter. Kreativitätstheorien sehen in der Kreativität eine Möglichkeit, das allerursprünglichste, existenzielle Chaos gestaltend abzuwenden in einer strukturierenden, sinnbildenden Handlung. Ich meine, dass kunsttherapeutische Arbeit Halt und Struktur vermitteln kann innerhalb eines drohenden Chaos, gerade wenn die Welt aus den Fugen zu geraten droht oder bereits geraten ist. Unsere bunte Warenwelt erzeugt auch Gier, die letztlich unbefriedigt bleibt, innere Leere und Neid erzeugt. Eine andere, innere Befriedigung entsteht durch sichtbare, eigene Gestaltungen. Die Gestaltung ist ein Sinnbild der Lebenserhaltung. Das heißt, dass immer, wenn wir etwas Neues erschaffen, auch etwas Altes zerstört und überwunden wird. Es ist aber nicht das Wesen von Kreativität, sich nur den äußeren Bedingungen anzupassen. Sie darf Freude bereiten, aber auch anstrengen. Ähnlich dem Paradoxon „sei spontan" lässt sich Kreativität nicht erzwingen, sondern benötigt Zeit, Raum und eine gewisse Absichtslosigkeit, um sich entfalten zu können; doch man kann sie üben und stützen.
> Kinder haben meist eine ursprüngliche Freude am Gestalten. Die ersten Kritzellinien der Kinder im ganzen Blatt könnten ihrer Lust entsprechen, sichtbar ihre Aktivität abzubilden. Es sind Urformen menschlichen Ausdrucks, „Urformen der Abgrenzung und Kontaktaufnahme" (Schmeer, 1992). Lineare (Bewegungs-)Übungen ähneln den unangestrengten Kritzeleien von Kindern mit vertrauten Stiften. Sie können eine gewisse Spontaneität fördern oder anfängliche Ängste dem weißen Blatt gegenüber mildern. Diese Ängste haben unterschiedliche Gründe wie die Angst sich zu öffnen, nicht malen zu können oder den Ausdruck nicht kontrollieren zu können.

Wir meinen, dass auch Imaginationen zunächst sein dürfen wie Kritzeleien kleiner Kinder und dass sich dann nach und nach reichhaltigere Bilder entwickeln können.

Arbeit mit Imaginationen wird durch die Beschäftigung mit den Erkenntnissen sowohl von KünstlerInnen wie von KunsttherapeutInnen bereichert.

Es sei auch auf die Arbeit von Ingrid Riedel hingewiesen, die seit Langem imaginative Arbeit mit künstlerischen Mitteln unterstützt bzw. beides in Kombination verwendet (vgl. Briendl, 2008, sowie Riedel & Henzler, 2008).

3.6 Selbstwirksamkeit und die Nutzung von Imagination

Wir sind der Auffassung, dass Selbstwirksamkeit ohne die Fähigkeit zur Imagination kaum möglich und erlebbar werden könnte. Im Folgenden gehen wir auf die Konzepte von Bandura und anderen ein und ergänzen immer wieder unsere Sicht der Imaginationsperspektive.

Definition: Selbstwirksamkeit

Das Konstrukt der Selbstwirksamkeit entstammt der sozial-kognitiven Lerntheorie nach Bandura (1997). Bandura untersucht dabei den Entstehungs- und Umsetzungsprozess von Verhalten, was Schwarzer (2002) so beschreibt: „Danach werden kognitive, motivationale, emotionale und aktionale Prozesse durch Überzeugungen gesteuert, vor allem durch Handlungs-Ergebnis-Erwartungen (outcome expectancies) und Selbstwirksamkeitserwartungen (perceived self-efficacy)" (ebd., S. 521). Überzeugungen über eigene Fähigkeiten haben bei der Umsetzung von Verhalten einen sehr bedeutenden Einfluss. Eine „Überzeugung über eigene Fähigkeiten" setzt Vorstellungskraft voraus. Bandura (1997) erklärt die Bedeutung dieser Überzeugungen in seiner Definition von Selbstwirksamkeitserwartung wie folgt: "Perceived self-efficacy is concerned not with the number of skills you have, but what you belief you can do with what you have under a variety of circumstances" (ebd., S. 37).

Wir möchten Banduras Aussage gerne mit "or what you imagine" ergänzen.

Nach Bandura (1997) ist die Selbstwirksamkeit also keine feststehende Fähigkeit, die man entweder besitzt oder nicht besitzt. Sie ist vielmehr eine generative Fähigkeit, bei der kognitive, soziale, emotionale und das Verhalten betreffende Teilfähigkeiten organisiert und effektiv verwendet werden müssen. Menschen können in Situationen häufig nicht optimal handeln, obwohl sie alle Fähigkeiten dazu besitzen und auch genau wissen, was zu tun ist. Selbstwirksame Gedanken – wir meinen genauer: Vorstellungen – aktivieren kognitive, motivationale und affektive Prozesse, welche das Können und das Wissen in kompetente Handlungen übersetzen (Bandura, 1997). Schwarzer (2002) konkretisiert Banduras Ansatz der Selbstwirksamkeitserwartung als generative Fähigkeit. „Selbstwirksamkeitserwartung ist die subjektive Gewissheit, neue oder schwierige Anforderungssituationen aufgrund eigener Kompetenz bewältigen zu können" (ebd., S. 521). Es reicht dabei nicht aus, zu wissen, welches Verhalten ein bestimmtes Ergebnis erzielt, eine Person muss auch von ihren Kompetenzen überzeugt sein, die das gewünschte Ergebnis hervorbringen können. Somit ist Verhalten durch zwei Komponenten geprägt:

1. Selbstwirksamkeitserwartung
2. Handlungs-Ergebnis-Erwartung

Beide Erwartungen sind ohne Vorstellungskraft nicht denkbar.

Die Selbstwirksamkeitserwartung wird auch als Kompetenzerwartung bezeichnet. Hierbei handelt es sich um die Überzeugung bzw. Vorstellung, dass die eigenen Fähigkeiten als kompetent genug eingeschätzt werden, um eine bestimmte Konsequenz im Verhalten zu erzielen. Handlungs-Ergebnis-Erwartung kann somit als Konsequenzerwartung betrachtet werden und erklärt die Überzeugung, dass bestimmte Fähigkeiten zu einem bestimmten Ziel (Konsequenz) führen können. Ist eine Person also davon überzeugt, genügend Kompetenz zu besitzen, die für die erwartete Konsequenz erforderlich ist, wird von einer hohen Selbstwirksamkeit gesprochen (Herkner, 1991; Schwarzer, 2002; Schütz & Hoge, 2007; Ruholl, 2007).

Dimensionen der Selbstwirksamkeitserwartung
Die Selbstwirksamkeitserwartung beinhaltet verschiedene Dimensionen. Die erste Dimension bezeichnet Bandura als „level" (Bandura, 1997, S. 42). Unter dieser Dimension kann man die Überzeugung einer Person bezüglich ihres Repertoires an wahrgenommenen Fähigkeiten verstehen, das am Niveau der jeweiligen Anforderungen, dem Maß an Herausforderungen und Hindernissen für die erfolgreiche Ausführung der vorgenommenen Handlung gemessen wird. Kurz ausgedrückt wird durch das „level" die Schwierigkeit einer Aufgabe individuell eingeschätzt. Wir verweisen hier auf die Ergebnisse der Studie (s. dazu Kap. 5), in welcher gezeigt wurde, wie sich Menschen an bereits erfolgreich bewältigte Situationen erinnerten, um sich so vorzustellen, dass sie einer erneuten Herausforderung gewachsen sind.

Die zweite Dimension wird als „generality" (ebd., S. 43) bezeichnet. Menschen bewerten ihre eigene Wirksamkeit entweder über eine weite Auswahl an Aktivitäten oder nur in bestimmten Bereichen und Funktionen. „Generality" erklärt den Grad der verallgemeinernden Selbstwirksamkeitseinschätzung bezüglich bestimmter Bereiche und situativer Kontexte.

Die dritte und letzte Dimension, in die die Selbstwirksamkeitserwartung einer Person eingeteilt werden kann, nennt sich „strength" (ebd., S. 43). Eine Person mit schwacher Selbstwirksamkeitserwartung kann leicht durch Misserfolge entmutigt werden, während Menschen mit starkem Vertrauen in ihre Fähigkeiten ihre Bemühungen – trotz schwieriger Umstände – fortsetzen. „Strength" beschreibt dabei die Stärke und Stabilität der Überzeugungen der eigenen Wirksamkeit bei Misserfolgen oder schwierigen Situationen (Bandura, 1997). „So sollen schwache Erwartungen durch widersprechende Erfahrungen leicht gelöscht werden können, während starke Erwartungen gegenüber Misserfolgserfahrungen resistenter sind"

(Jerusalem, 1990, S. 33). Je höher die Selbstwirksamkeitserwartung bei einer Person ausgeprägt ist, desto wahrscheinlicher wird die ausgewählte Aufgabe erfolgreich bewältigt werden, so Bandura (1997).

Auch hier erscheint es uns leicht erkennbar, dass die Beschreibungen von Bandura und Jerusalem sich im Grunde genommen ebenso auf Vorstellungen oder Imaginationen beziehen.

Einladung zur Selbstexploration:

An dieser Stelle laden wir die Leserin/den Leser ein, sich ausgehend von Banduras Dimensionen die eigene Selbstwirksamkeit vorzustellen. Über welches Repertoire verfügen Sie? In welchen Bereichen und situativen Kontexten erleben Sie sich als selbstwirksam? Schließlich: Wie hoch schätzen Sie Ihre Selbstwirksamkeit ein? Fällt es Ihnen eher leichter oder eher schwerer, sich für wirksam zu halten, wenn sich Hindernisse in den Weg stellen? Gibt es situative Unterschiede? Haben die Dimensionen sich im Laufe Ihres Lebens verändert? Halten Sie sich heute eher für wirksamer als früher oder eher für weniger wirksam? Welche Visionen haben Sie in Bezug auf Ihre Selbstwirksamkeit? Was können Sie ab sofort tun, um Ihr Niveau der Selbstwirksamkeit zu erhalten oder zu erhöhen?

Und eine Metaebene: An welchen Stellen dieser Selbstexploration haben Sie „nur nachgedacht", an welchen kamen Imaginationen zum Tragen? Können Sie einen Unterschied feststellen zwischen diesen beiden Herangehensweisen?

3.7 Entstehung und Einflussfaktoren von Selbstwirksamkeitserwartung

Selbstwirksamkeitserwartungen werden von vier Faktoren beeinflusst:

„1. Vorerfahrungen, die erinnert und damit imaginiert werden
 2. Rollenbilder
 3. soziale Überzeugungen [und]
 4. Physiologie" (Solberg Nes & Segerstrom, 2011, S. 148; Jerusalem, 1990).

Jerusalem (1990) beschreibt, dass Vorerfahrungen von bestimmten Handlungen den bedeutendsten Einflussfaktor auf die Selbstwirksamkeitserwartung einer Person darstellen.

Die Intensität der Selbstwirksamkeitserwartung kann stark durch die Erfahrung von Erfolgen und Misserfolgen bedingt sein. Inwieweit die Beeinflussung durch die Konsequenzerwartung stattfindet, hängt dabei immer von der Selbstwirksamkeitserwartung einer Person ab. Auch hier sei darauf hingewiesen, dass die Vorerfahrungen erinnert – also vorgestellt – werden müssen, damit sie ihre Wirksamkeit entfalten können.

Einladung zur Selbstexploration:

Welche Vorerfahrungen haben Sie selbst in Bezug auf Ihre Selbstwirksamkeit? Bitte erinnern Sie sich so genau wie möglich an möglichst viele Situationen, in denen Sie sich als selbstwirksam erlebt haben. Welche Eigenschaften haben Ihnen dabei geholfen? Gab es auch Menschen, die Ihnen geholfen haben? Wie haben diese das gemacht? Können Sie sich an Ihre Gefühle erinnern?

Bei „Rollenbildern" kann Selbstwirksamkeitserwartung durch Beobachtung entwickelt werden. Jerusalem (1990) nennt diesen Prozess auch „stellvertretende Erfahrungen".

Es werde eine erfolgreiche Handlung eines Modells beobachtet, wodurch soziale Vergleichsprozesse entstünden, die zur Beurteilung von Kompetenzen, über deren Güte man sich selbst unsicher sei, dienen (ebd., S. 33). Soziale Überzeugungen bezüglich der eigenen Wirksamkeit können aufgrund von Selbstinstruktionen oder durch Bemerkungen anderer Personen bezüglich der eigenen Leistung generiert werden.

Einladung zur Selbstexploration:

Welche Vorbilder haben bzw. hatten Sie? Was hat Sie an diesen Menschen besonders überzeugt? Stellen Sie sich bitte für einen Moment vor, Sie wären diese Person, wie würde sich das auf Ihr Verhalten in einer schwierigen Situation auswirken? (Ein Beispiel findet sich bei Reddemann, 2007, S. 63–66): Hier malt sich eine Patientin aus, sie sei Königin Elisabeth I., und empfindet dadurch, dass sie kraftvoll ist und sich durchsetzen kann.)

Zudem wird die Selbstwirksamkeitserwartung einer Person durch physiologische Merkmale beeinflusst. Werde beispielsweise eine körperliche Erregung wahrgenommen, könne dies subjektiv im Sinne einer spezifischen Vulnerabilität bzw.

einer Beeinträchtigung von Bewältigungskompetenz interpretiert werden, meint Jerusalem, (1990, S. 34); dies kann allerdings umgekehrt auch als Kraft erfahren werden.

Stellvertretende Erfahrungen/Rollenbilder und Physiologie werden von Bandura (1997) beschrieben, dazu ein Beispiel:

Über Jahre hatte jede athletische Aktivität ein Leistungsniveau, das weithin als physische Barriere betrachtet wurde und zudem den Anschein erweckte, man müsse herkulesähnliche Fähigkeiten besitzen, um ein bestimmtes Ziel zu schaffen. Beispielsweise konnte lange Zeit die Vier-Minuten-Meile beim Laufsport nicht unterschritten werden. Roger Bannister konnte diese gewaltige Barriere überschreiten und brach den Rekord, eine Meile in weniger als vier Minuten zu laufen. Nachdem Bannister es geschafft hatte, konnten auch Highschool-Schüler die Vier-Minuten-Marke sprengen. Kip Keino schaffte es über 50 Mal, ohne große Anstrengungen. Die Analyse des Effekts, wenn ein Rekord gebrochen wurde, verdeutlicht ein einheitliches Muster: Unabhängig vom athletischen Können kann der Rekord, sobald er durchstoßen wurde, auch von anderen bewältigt werden. Sobald besondere und außergewöhnliche Fähigkeiten machbar erscheinen, das heißt in der Vorstellung möglich werden, werden sie alltäglich (Bandura, 1997; Schwarzer & Jerusalem, 2002).

Die Wechselwirkung zwischen athletischer Leistung und dem Glauben an die eigenen Fähigkeiten deutet auf eine Fähigkeit hin, über sich selbst hinauszuwachsen, wie Gerald Hüther das nennt. Mangelnde Selbstwirksamkeitsüberzeugungen, sprich Vorstellungen hinsichtlich der eigenen Selbstwirksamkeit, können den besten Athleten daran hindern, sein Potential auszuschöpfen. Wir gehen daher davon aus, dass dieses „machbar" zunächst „vorstellbar" bedeutet (s. dazu Hüther, 2011).

Durch den Vergleich der eigenen Leistung mit der einer anderen Person kann die Nachricht vermittelt werden, dass das unmöglich Geglaubte möglich sein kann. Die betreffende Person kann sich vorstellen, das Gesehene auch leisten zu können. Besonders wichtig ist dabei die Information, dass die Leistung von der anderen Person selbst erbracht wurde. Werden äußere Bedingungen für die außergewöhnliche Leistung verantwortlich gemacht, so kann die Information, dass die Leistung physiologisch möglich ist, nicht überzeugen (Schwarzer & Jerusalem, 2002).

Beispielsweise wurde der Weltrekord von Beamon im Weitsprung bei den Olympischen Spielen 1968 in Mexico City auf die atmosphärischen Bedingungen wegen der hohen geographischen Lage des Austragungsortes zurückgeführt. Dadurch wurde die Leistung als nicht wiederholbar eingestuft. Erst 23 Jahre später konnte der Rekord gebrochen werden, nachdem Carl Lewis Beamons Leistung als schlagbar eingestuft hatte (Bandura, 1997; Schwarzer & Jerusalem, 2002).

Wir meinen, dass es lohnend ist, PatientInnen oft dazu einzuladen, Vorstellungen von selbstwirksamem Handeln zu entwickeln, das sie bei anderen beobachtet haben, und danach auch zu sich selbst Zutrauen zu fassen.

3.8 Physiologie der Selbstwirksamkeit

Die *Erwartung, sprich Vorstellung,* eine Situation zu bewältigen, wenn der Körper stark erregt ist, ist geringer als die Erwartung bei wenig Erregung (Jerusalem, 1990). Aber auch auf nicht direkt körperlich wahrnehmbare Funktionen wie das Immunsystem hat die Selbstwirksamkeitserwartung einen Einfluss. So kann durch ein hohes Maß an Selbstwirksamkeit Stress abgebaut und dadurch die Immunaktivität gestärkt werden (Solberg Nes & Segerstrom, 2011; Pervin, Cervone & John, 2005). Insbesondere konnten durch das erhöhte Maß an Selbstwirksamkeit Symptome wie Herzrasen oder die Ausschüttung von Cortisol verringert werden. Bei stark wahrgenommener Selbstwirksamkeit kann eine verbesserte Immunaktivität dauerhaft aufrechterhalten werden (Wiedenfeld et al., 1990). Es stellte sich heraus, dass „höhere Selbstwirksamkeit, insbesondere im Zusammenhang mit AIDS, (...) mit einer geringeren HIV-Viruslast [korrelierte]" (Solberg Nes & Segerstrom, 2011, S. 148f.). Gleichzeitig konnte auch das Stressniveau gesenkt werden.

Für eine vollständige Betrachtung des Konstruktes der Selbstwirksamkeitserwartung ist neben den bisher aufgeführten Erläuterungen und Erklärungen auch der Aspekt der Kontrollierbarkeit von Situationen und Aufgaben von großer Bedeutung. Vor allem zukunftsorientierte Imaginationen können das Erleben von Kontrolle erhöhen.

Selbstwirksamkeit und Kontrolle

Durch positive Erfahrungen, eine schwierige Aufgabe oder Situation aus eigener Kompetenz bewältigt zu haben, entstehen Erfahrungen und innere Bilder von Kontrollierbarkeit. Eine hohe Selbstwirksamkeitserwartung geht also auch mit einer erhöhten Kontrollwahrnehmung einher (Jerusalem, 1990). Das folgende Fallbeispiel aus einer psychodynamischen Therapie macht deutlich, dass es Gemeinsamkeiten zwischen lerntheoretischen und psychodynamischen Ansätzen geben kann.

Fallbeispiel:

Frau D. berichtet, wie wenig sie am Arbeitsplatz bewirken könne. Weder die Chefin noch die Kolleginnen zeigten Interesse an ihrer Arbeit. Sie sei deshalb inzwischen sehr mutlos geworden, es sei ihr doch sehr wichtig, dass sie gesehen werde. Die Patientin hat eine dazu passende Lebensgeschichte mit Eltern, die sie wenig wahrnahmen, weil sie allzu sehr mit sich und den eigenen Problemen beschäftigt waren. Genau genommen fühlt sich Frau D. die meiste Zeit der Unachtsamkeit ihrer Mitwelt ausgeliefert. Die Hypothese der Therapeutin ist, dass die Patientin möglicherweise auf ihre Umwelt überträgt, was sie in der Kindheit erlebt hat, dass aber möglicherweise – es könnte auch anders sein! – ihre Umwelt sich nicht genauso verhält wie damals die Eltern. Eine diesbezügliche Deutung könnte die Patientin nach Meinung der Therapeutin aber kränken, deshalb entscheidet sich die Therapeutin für ein anderes Vorgehen. Die Patientin wird nun eingeladen, genau und detailliert zu beschreiben, wie sie mit ihren Kolleginnen in Kontakt ist. Dabei wird erkennbar, dass sie durchaus fruchtbare Kontakte mit ihren Kolleginnen hat, diese aber nicht zur Kenntnis nimmt, was ihr einleuchtet. Daher wird sie nun ermutigt, bis zur nächsten Therapiesitzung auf die Momente mit den Kolleginnen zu achten und sie sich zu notieren, die sie als gelingend erlebt (diese Empfehlung geht auf Steve de Shazer zurück, 2000). Beim nächsten Mal berichtet sie von einigen angenehmen Momenten, so dass sie gebeten wird, die Beobachtung fortzusetzen, und dies wird mehrfach wiederholt. Jedes Mal äußert die Therapeutin, wie beeindruckt sie davon sei, dass es der Patientin gelinge, eine positiv getönte Kommunikation mit den Kolleginnen herbeizuführen und wahrzunehmen. Dadurch verändern sich die „Konsequenzerwartungen" der Patientin und ihre „internen Kontrollüberzeugungen", sie spricht jetzt häufiger davon, *dass sie „eigentlich jetzt doch eher" damit rechne, dass ihre Kolleginnen Interesse an ihr hätten und sie sich darüber freue.* Nun kann die Geschichte des von den Eltern nicht gesehenen Kindes noch einmal betrachtet werden, und die Patientin kann eingeladen werden, dieses „innere Kind" zu trösten und sich um es zu kümmern, etwas, was die Patientin zuvor mit dem Hinweis, dazu habe sie keine Kraft, abgelehnt hatte. Nach der Erfahrung von Selbstwirksamkeit – oder auch größerer Ich-Stärke – im Kontakt mit ihren Kolleginnen traut sie sich die Zuwendung zu sich selbst, sprich zu ihrem „inneren Kind", zu. Dadurch kann sie zunehmend an Kompetenz in ihrem Arbeitsleben gewinnen. Es wird ihr auch bewusster, dass sie vieles in der Gegenwart mit den Augen des kleinen Mädchens betrachtet und dass es ihr hilft, sehr genau wahrzunehmen, ob es Unterschiede zwischen der Gegenwart und der Vergangenheit gibt. Im weiteren Verlauf der Behandlung kann dann auch daran gearbeitet werden, wenn die Patientin sich von der Therapeutin nicht oder nicht ausreichend gesehen fühlt. Sie kann manchmal schmunzelnd feststellen, vielleicht gehe es ihr grade mal wie mit den Kolleginnen.

Das therapeutische Vorgehen bezog sich auf die *Vorstellung der Therapeutin*, dass Menschen aus eigener Kraft bereits vieles tun, was hilfreich ist, es aber oft durch die Fokussierung auf die Probleme nicht wahrnehmen. In der Hypnotherapie wird dies Problemtrance genannt. Dadurch, dass die Patientin sich bewusst wurde, dass sie bereits über eine gewisse Kompetenz verfügte, erhöhte sich ihre Kompetenzerwartung. Sie erkannte, dass sie einerseits das Verhalten ihrer Kolleginnen beeinflussen, andererseits auch sich selbst wirksam einbringen konnte. Dieses Vorgehen fokussierte also bewusst auf bereits vorhandene Kompetenzen, wenngleich diese nur gering ausgeprägt waren. Die Therapeutin verzichtete nicht gänzlich darauf, das Belastende der Situation für die Patientin ebenfalls zu würdigen, jedoch schien es in diesem Fall wichtig, vor allem mit den bereits vorhandenen Fähigkeiten der Patientin umzugehen. Im Rahmen einer psychodynamischen Therapie, in der allerdings nur sehr sparsam Deutungen eingesetzt wurden, wurde hier sehr viel mit Klarifizierungen gearbeitet, indem die Patientin über lange Zeit eingeladen war, sich und ihre Umgebung genauestens zu beobachten. Außerdem kam das Prinzip Ermutigung, wie es vor allem von Adler (2001) empfohlen wurde, zur Anwendung.

Das Beispiel zeigt, dass es kaum möglich ist, über Selbstwirksamkeit oder Erhöhung von Ich-Stärke zu sprechen oder nachzudenken, wenn man sich nicht klarmacht, dass hier immer auch bewusste oder unbewusste Vorstellungen/Bilder/Fantasien eine Rolle spielen.

Attribution und erlernte Hilflosigkeit
Attributionen sind bei genauer Betrachtung aus unserer Sicht Zuschreibungen, die auf Vorstellungen beruhen. Und erlernte Hilflosigkeit beruht auf Erfahrungen, die in der Vorstellung immer wieder wiederholt werden, so dass sich ein quasi „sicheres" Gefühl von Hilflosigkeit entwickelt. Hier wird Imagination also zum eigenen Schaden genutzt. Erst durch die Kompetenzerwartung wird selbstwirksames Verhalten initiiert, dadurch kann erklärt werden, dass ein Erfolgserlebnis (positiv wahrgenommene Kontingenz zwischen Handlung und Ergebnis) nicht unbedingt die Selbstwirksamkeit steigert. Erst durch die positive Kompetenzeinschätzung kann selbstwirksames Verhalten auftreten. Dabei fließt eine zusätzliche Komponente in die Einschätzung der eigenen Kompetenzen mit hinein. Diese Einschätzung wird auch „Attribution von Leistungsergebnissen" (Jerusalem, 1990, S. 34) genannt. Dabei wird nach den Ursachen für den Erfolg der Leistung gesucht.

Je nach Qualität des Ergebnisses hat das Erleben einer persönlichen Verursachung ganz unterschiedliche Konsequenzen. Erfolge, für die man die eigene Fähigkeit verantwortlich macht, wirken sich positiv auf die Selbstwirksamkeit aus. Misserfolge, als deren Ursache persönliche Unfähigkeit angesehen wird, stellen hingegen eine Beeinträchtigung der Selbstwirksamkeit dar (ebd., S. 34).

Die negative Attribution eigener Leistungen kann zu einer generalisierten Annahme führen, dass Misserfolge immer „als Konsequenz der eigenen Unfähigkeiten" (ebd., S. 34) wahrgenommen werden. Dies wiederum kann im Sinne einer sich selbst erfüllenden Prophezeiung dazu führen, dass die für unfähig attribuierten Kompetenzen vermieden und mangels Übung tatsächlich beeinträchtigt werden (Jerusalem, 1990).

Die Bedeutsamkeit solcher Attributionsprozesse stellt sich zudem dadurch dar, dass sie mit „Symptome[n der] gelernte[n] Hilflosigkeit und der Genese von reaktiver Depression" (Jerusalem, 1990, S. 35; Peterson & Seligman, 1984) in Verbindung gebracht werden können. Wird dauerhaft eine „Nicht-Kontingenz zwischen Handlung und Ergebnis" (Jerusalem, 1990, S. 35) erlebt und als Folge der eigenen Unfähigkeit interpretiert, so wird das Gefühl der Kontrolle über eigene Handlungen stark verringert, und es entsteht Hilflosigkeit. Als weitere Folge beschränkt sich die Selbstwirksamkeit (Jerusalem, 1990). „Im Modell der erlernten Hilflosigkeit (Seligman 1975/1992) wird angenommen, dass Menschen durch die Erfahrung der Nichtbeeinflussung und Nichtvorhersagbarkeit vor allem aversiver Ereignisse eine Einstellung der Hilflosigkeit entwickeln, die der Depression entsprechende Symptome zur Folge hat" (Zimmer, 2000, S. 385). Hilflosigkeit wird also als Folge der Unkontrollierbarkeit von Erlebnissen wahrgenommen und kann mit depressiven Symptomen einhergehen. Wir meinen, dass dazu noch die Bewertung der Erfahrung kommen muss und dass damit wiederum die Vorstellungskraft eine Rolle spielt.

Depressive Personen zeigen häufig einen sehr negativen Attributionsstil, da sie sich schnell für Ereignisse verantwortlich fühlen, auf die sie eigentlich keinen Einfluss haben (Peterson & Seligman, 1984). Dies impliziert, dass die jeweiligen Personen nicht erwarten, dass ein eigenes bestimmtes Verhalten eine bestimmte Konsequenz hat, und überzeugt sind, negative Erlebnisse seien immer auf ihre eigene Inkompetenz zurückzuführen (ebd.). Es mangelt depressiven Personen also nicht nur an Konsequenzerwartungen (Kontrollüberzeugungen), sondern auch an Kompetenzerwartungen (Selbstwirksamkeitserwartungen).

Selbstwirksamkeitserwartungen haben Einfluss auf das Denken (Vorstellen), Fühlen und Handeln einer Person, was dazu einlädt, Selbstwirksamkeit als hilfreiche und bedeutende Ressource für die imaginative Psychotherapie zu nutzen. Umgekehrt helfen Imaginationen auch, in denen sich die betreffende Person als selbstwirksam imaginiert, sich nach und nach selbstwirksamer erleben zu können.

Wir haben im ersten Kapitel Beispiele gebracht, die Sie jetzt noch einmal unter dem Aspekt vom Umgang mit erlernter Hilflosigkeit lesen können. Sowohl der Patient, der nach dem Tod seiner Ehefrau depressiv geworden war, wie die Patientin, die seit Langem an einer Depression litt, erlebten sich als hilflos, auch als hoffnungslos, was ja häufig kombiniert ist. Nach unserer Vorstellung ist es wichtig,

dass PatientInnen innerlich „in Bewegung" kommen. In beiden Fällen ging es u. a.
auch um Bilder, die mit Bewegung zu tun hatten. So kann man auf der imaginativen
Ebene das tun, was sich auch auf der körperlichen Ebene als hilfreich erwiesen
hat – Bewegung.

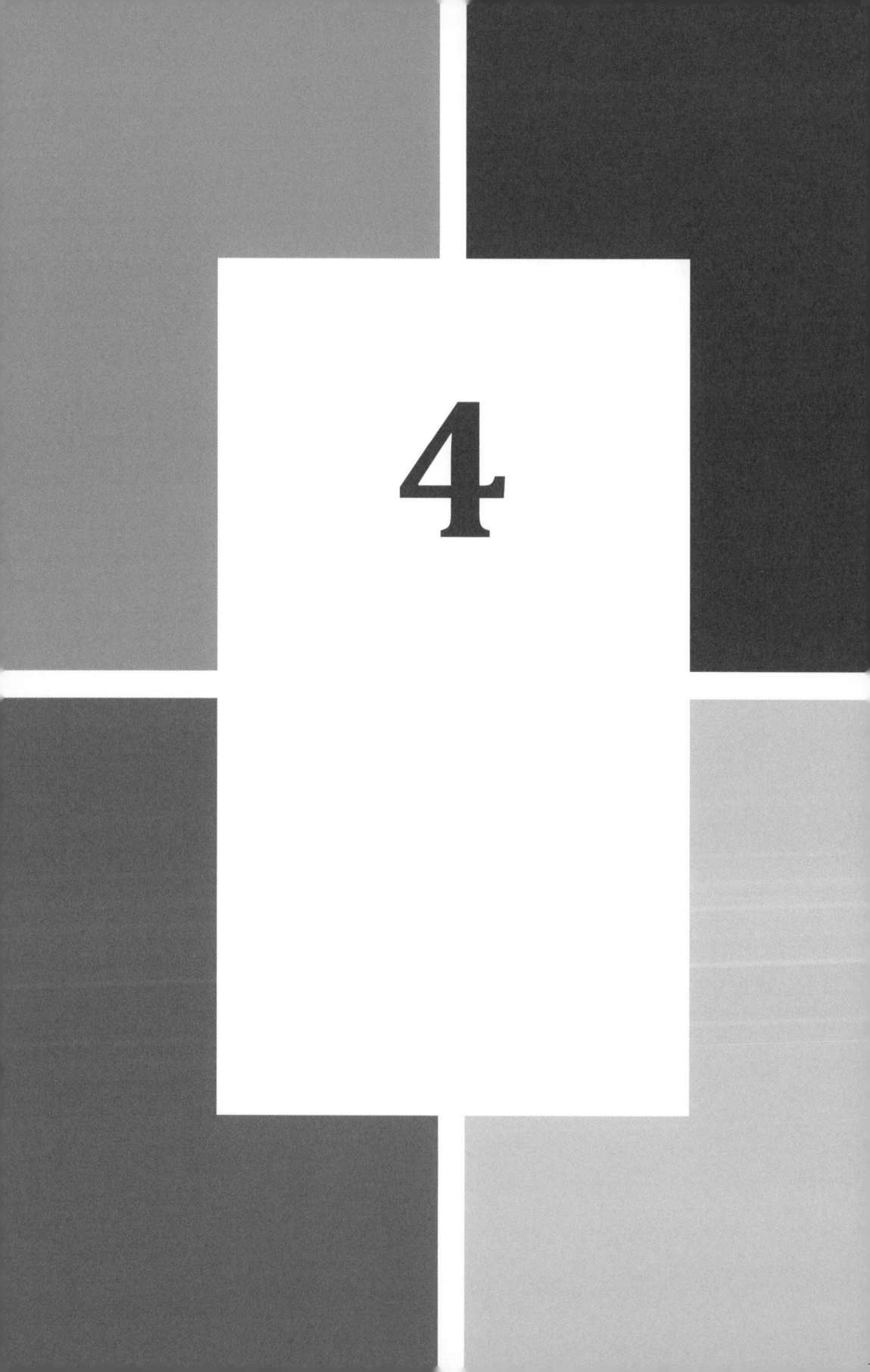

Imaginationen und die therapeutische Beziehung

Imaginationen eröffnen einen Raum zwischen Patient/Patientin und Therapeut/Therapeutin. Ähnlich wie in anderen kreativen Therapieformen können beide sich durch gemeinsames Tun – hier gemeinsames Imaginieren – begegnen (Reddemann, 2001). Gelingen diese Begegnungen, hat nach unserer Erfahrung die therapeutische Beziehung die Chance, dass sie von einer milden positiven Übertragung getönt und das Arbeitsbündnis immer wieder aufs Neue leichter herzustellen ist. Wenn Gerald Hüther (2010) meint, Lernen gelingt nur, wenn Begeisterung dabei ist, so scheint uns, dass dies ebenso für die therapeutische Beziehung zu gelten hat.

Als Hirnforscher hebt Fabrizio Benedetti hervor, wie wichtig auf Seiten des Patienten Hoffnung und positive Erwartung sind und auf Seiten des Arztes/Psychotherapeuten Mitgefühl. Mitgefühl ist mehr als Empathie, also Einfühlung, Mitgefühl beinhaltet den aufrichtigen Wunsch zu helfen (Benedetti, 2011). Von Seiten der Psychotherapieforschung weisen Norcross und Wampold (2011) ebenfalls darauf hin, dass Warmherzigkeit, Akzeptanz und Empathie wichtige Ingredienzien für die Gestaltung der therapeutischen Begegnung sind. Es wäre daher ein Irrtum anzunehmen, dass Imaginationen ein technisches Hilfsmittel sind, das man auf mechanische Weise einsetzen kann. Man weiß, dass Medikamente eher wirken, wenn die PatientInnen mit der Einnahme die Hoffnung verknüpfen, dass sie wirksam sind (Benedetti, 2011). Ähnliches gilt für jede therapeutische Intervention, so auch der Einsatz von Imaginationen. Balint (1957, auf Dt. 1984) konnte daher schon vor über 50 Jahren auf die Wirkung des Arztes als Arznei hinweisen. Dieses Wissen, das damals aufgrund sorgfältiger Beobachtung und psychoanalytischen Verstehens entstand, wird inzwischen von der Hirnforschung unterstützt. Die Psychotherapieforschung lehrt aber noch ein Weiteres: Am erfolgreichsten sind Therapien, wenn die Ressourcen der PatientInnen für die Therapie so weit wie möglich genutzt werden (Wampold, 2010). Dafür benötigen wir als TherapeutInnen eine Imagination von unseren PatientInnen, dass diese über Ressourcen und Selbstheilungskräfte verfügen.

Psychotherapie kann schaden

Die Vorstellung, dass Imaginationen immer und grundsätzlich hilfreich sein können, ist zu relativieren. Wir wählen ein Beispiel, um zu verdeutlichen, dass es nicht immer leicht ist, mit Imaginationen zu arbeiten, weil auch das Imaginieren als bedrohlich erlebt werden kann. Wichtig ist in diesem Zusammenhang, dass das Entscheidende einer gelingenden Therapie nach allem, was wir heute wissen – und genau genommen schon sehr lange wissen –, eine hilfreiche therapeutische Beziehung ist (s. dazu Norcross & Wampold, 2011; Benedetti, 2011).

Beispiel:

In dieser Behandlung ging es lange Zeit darum, eine Beziehung zu etablieren, die es der Patientin – Frau D. – erlaubte, Hoffnung in Bezug auf die gemeinsame Arbeit zu entwickeln. Dem stand die unbewusste Furcht entgegen, auch die Therapeutin könne so gleichgültig und entwürdigend sein wie die Eltern. Erst nachdem die Patientin sich davon überzeugen konnte, dass die Therapeutin ein aufrichtiges Interesse an ihrem Wohlergehen hatte, war es möglich, tiefer in die Lebensgeschichte vorzudringen, mehr Emotionen zuzulassen und schließlich auch mehr mit der Vorstellungskraft zu arbeiten. Zunächst rechnete die Patientin jederzeit damit, dass das, was sie wollte, plante und sich wünschte, zunichte gemacht würde. Die Geschichte dieser Patientin steht auch beispielhaft für viele ähnliche von Kindern der Kriegskinder bzw. der KriegsteilnehmerInnen.

Frau D. litt darunter, dass sie sehr wenig Zugang zu ihren Gefühlen hatte, sie hatte schon einige Therapien gemacht, aber dieses Problem schien ihr nicht gelöst. Im Vordergrund stand bei Kontaktaufnahme eine mittelgradige Depression mit zeitweiliger Suizidalität. Ihre Schwierigkeit, ihre Gefühle zu bemerken und damit umzugehen, brachte sie immer wieder in problematische Situationen. So konnte sie mit Nähe nicht gut umgehen, sie zog sich meist zurück, wenn ihr jemand näher kam. Sie war auch oft enttäuscht, weil sie Menschen nicht einschätzen konnte.

Relativ früh in der Behandlung wird Frau D. gefragt, ob sie irgendeine Vorstellung hat, wie sie am liebsten mit ihren Gefühlen umgehen möchte. Sie meint, da könne sie sich nichts vorstellen, aber es wäre schön, wenn sie sich von den diffusen Gefühlszuständen nicht mehr überwältigt fühlen würde. Diese Intervention kann man als modifizierte Wunderfrage nach de Shazer (2000) verstehen und sie weist auch in Richtung der später dargestellten Forschungsergebnisse, wonach es hilfreich sein kann, zukunftsbezogene Vorstellungen zu entwickeln. Hier sind diese Vorstellungen sehr vage, aber immerhin ein Beginn.

Die Lebensgeschichte von Frau D. ist in den Interaktionen mit den primären Bezugspersonen von Gleichgültigkeit einerseits und massiver Abwertung bis hin zu Demütigungen und Beschämungsszenarien andererseits geprägt. Beide Eltern waren – wie das bei sehr vielen PatientInnen der Fall ist und erst in letzter Zeit mehr berücksichtigt wird – durch Krieg, Flucht und Vertreibung traumatisiert, so dass verständlich wurde, dass sie unfähig waren, die Tochter angemessen emotional zu spiegeln. *Erst viel später in der Therapie, als Frau D. mehr Vertrauen zur Therapeutin gefasst hatte,* konnte sie davon berichten, wie sie als Kind, weil sie sich so unglücklich gefühlt habe, beschlossen habe, nicht mehr fühlen zu wollen, und von da an jegliches Gefühl unterdrückt habe. So konnte erst nach vielen Stunden besser verstanden werden, woher einerseits die Gefühlskälte gekommen sein könnte und andererseits auch, warum es der Patientin so schwerfiel, sich etwas Heilsames vorzustellen.

Da Imaginationen uns mit unseren Gefühlen verbinden, war zu imaginieren für die Patientin über lange Zeit gefährlich. Ihr Abwehrsystem, das ihr bis dahin Halt gegeben hatte, war gefährdet. Die Patientin erzählte nun immer häufiger mit mehr Emotionalität von ihren Erfahrungen. Dabei fühlte sie sich aber auch oft innerlich bedroht von ihren Gefühlen, für die sie nun schon einige Bezeichnungen hatte, sie oft aber auch noch als namenlos erlebte, und hatte Angst, überwältigt zu werden. Hier war es nun hilfreich, eine Imaginationsübung anzubieten, nämlich die eines Sicherheit und Geborgenheit spendenden inneren Ortes. Und jetzt fiel der Patientin ein, dass sie sich als Kind solche Orte vorgestellt hatte und auch andere Eltern, liebevolle Eltern. Ihre Augen begannen zu leuchten, als sie erzählte, dass sie sich vorgestellt habe, wie sie mit diesen anderen Eltern an schöne Orte reiste. Diese Mitteilung erlebte die Therapeutin wie ein Geschenk, das sich die Patientin sich selbst und der Therapeutin machte. Und es war ein wichtiger Schritt. Nun konnte die Patientin, angebunden an ihre frühe Resilienz, mit Vergnügen Bilder von guten, heilsamen Orten für ihre kindlichen, verletzten Ichs erschaffen, was einerseits einen stark selbstberuhigenden Effekt mit sich brachte und andererseits Räume für zukunftsbezogene, hoffnungsvolle Imaginationen eröffnete.

Es ist uns wichtig zu betonen, dass es nicht darum gehen sollte, auf technische Art und Weise Imaginationen abzuarbeiten, wenngleich es sinnvoll sein kann, imaginative Übungen anzubieten, die der Patientin/dem Patienten als Anregung und Inspiration dienen können. Wir glauben allerdings, dass Imagination ohnehin ständig vorkommt, so dass es sich eher darum dreht, innerhalb einer tragfähigen Beziehung mit Geschick auf diese einzugehen; manchmal andererseits fördern passende Imaginationen auch die therapeutische Beziehung, weil sich PatientInnen dadurch verstanden und gesehen fühlen.

Behandlungsempfehlung
Für besonders günstig halten wir es, PatientInnen immer wieder einzuladen, sich eine ersehnte Zukunft auszumalen. Diese Frage sollte aber das Eingehen auf Klagen

nicht ausschließen, sondern ergänzen. Die dazu gehörige Frage kann lauten: Angenommen es würde Ihnen über Nacht besser gehen/angenommen unsere Zusammenarbeit wäre für Sie hilfreich, wie sähe die Zeit danach aus? Und diese zukünftige Zeit kann dann so lebhaft und bunt ausgemalt werden wie nur möglich. Und dennoch ist es auch wichtig, den richtigen Zeitpunkt für derartige Fragen empathisch zu erfassen!

4.1 Menschenbild

Unser Menschenbild beinhaltet die Vorstellung, dass alle Menschen grundsätzlich über Ressourcen verfügen, selbst wenn sie nur geringgradig ausgebildet sein sollten. Des Weiteren gehen wir mit Rogers davon aus, dass Menschen sich entfalten wollen, Rogers (2012) nennt das „Selbstaktualisierung".

Es wäre zu untersuchen, ob das Menschenbild von TherapeutInnen mit psychodynamischem Hintergrund und das von TherapeutInnen, die der Verhaltenstherapie verpflichtet sind, Ähnlichkeiten aufweisen oder es sich doch um sehr unterschiedliche Menschenbilder handeln könnte. Wir verzichten hier darauf und verständigen uns als Grundlage auf die oben genannten Konstanten.

Ich (L.R.) habe immer wieder erlebt, dass Patientinnen und Patienten nach der Einladung, ihre „innere Weisheit" zu befragen, plötzlich Vorstellungen und Lösungen entwickelt haben, auf die sie zuvor nicht kamen. Die therapeutische Aufgabe besteht dann nicht in erster Linie darin, viel anzubieten, sondern die PatientInnen „zu sich selbst" zu ermutigen. Vom „weisen Unbewussten" hat u. a. auch Milton Erickson gesprochen wie vor ihm oder etwa zur gleichen Zeit auch schon C.G. Jung in ähnlicher Weise.

Beispiel:

Eine Patientin berichtet von schmerzlichen Erfahrungen in der Kindheit und wie sie sich bis heute immer wieder mit den strafenden Eltern identifiziert. Es fällt ihr schwer, sich in das Kind, das sie war, hineinzuversetzen. Immer wieder lädt die Therapeutin sie ein, ihre innere Weisheit zu befragen, was das Kind brauche, um sich getröstet zu fühlen. Wenn sie das tut, weiß sie genau, was das Kind braucht, und kann sich mit Hilfe ihrer inneren Weisheit sogar erlauben, sich vorzustellen, wie das Kind von der inneren Weisheit, die sie als weise alte Frau sieht, getröstet wird.

Das Konzept vom Menschen als einem grundsätzlich an Heilung interessierten Wesen – was nicht ausschließt, dass manche PatientInnen daran kein Interesse zu haben scheinen! – berücksichtigt auch eher seine Würde.

4.2 Würdeorientierung

Eine Würdeorientierung in der Psychotherapie ist uns ein wichtiges Anliegen, hierzu greifen wir Gedanken auf, die ich (L.R.) in meinem Buch *„Würde – Annäherung an einen vergessenen Wert in der Psychotherapie"* ausführlich dargelegt habe Reddemann, 2008b). Damit meinen wir, PatientInnen zu helfen, sich ihrer Würde bewusst oder wieder bewusst zu werden, und unsererseits, ihre Würde nicht zu verletzen.

Natürlich kann man bei genauer Betrachtung niemand ganz seine Würde nehmen, weil unser Sein an sich uns mit Würde ausstattet. Darüber streiten sich allerdings inzwischen die Philosophen. Einerseits beziehen sich viele noch auf Kants Definition (s. weiter unten), andererseits meinen andere, in einer entzauberten, verwissenschaftlichten Welt könne der Würdebegriff nicht mehr Bestand haben und man könne den Würdebegriff daher nicht mehr aufrechterhalten. Schopenhauer (1988) hat bereits in *„Über die Grundlagen der Moral"* formuliert, der Begriff der Würde gehöre „zu den hohlen Redensarten, den Hirngespinsten und Seifenblasen der Schulen, zu Principien, denen die Erfahrung bei jedem Schritte Hohn spricht und von welchen außerhalb der Hörsäle kein Mensch etwas weiß, noch jemals empfunden hat" (ebd., § 13, S. 551). *Man beachte die eindrucksvollen Bilder!*

Ich (L.R.) meine, wir brauchen diesen Begriff, und es hatte nach der Nazizeit und den Schrecken des 2. Weltkriegs gute Gründe, dass die Würde in unser Grundgesetz aufgenommen wurde. „Die Würde des Menschen ist unantastbar", heißt es da, was unrealistisch ist, weil sie andauernd, wie wir alle wissen, angetastet wird und wurde. Das haben die Mütter und Väter des Grundgesetzes natürlich gewusst, und sie haben lange um die Formulierung gerungen. Der Satz ist ein Leitmotiv, und ich meine, es ist gut, dass es Leitideen gibt, weil wir uns immer wieder daran orientieren können.

Würde im Kant'schen Sinn meint, dass der Mensch nicht von anderen als Mittel zur Erreichung von Zwecken benutzt werden darf, sondern der Mensch einen „Zweck an sich" darstellt und seine Zwecke an sich auch nur selbst bestimmen kann.

Damit haben wir auch für unsere Arbeit eine klare Orientierung. Wir PsychotherapeutInnen können uns nicht zurücklehnen und behaupten, in der Psychotherapie gebe es so gut wie keine Würdeverletzungen. Manche Schulen vertreten in großer Absolutheit offen oder versteckt Wahrheitsansprüche im Mantel von Wissenschaftlichkeit, die uns in unserer Fähigkeit, PatientInnen verstehen und angemessen begleiten zu können, einengen können. Auch der Versuchung hin zum „Besseren" verändern zu wollen, sind wahrscheinlich die meisten schon einmal erlegen. Ich erinnere an Paracelsus, der wusste, dass der Arzt nur kurieren, Gott bzw. die Natur allein heilen kann.

In jedem Fall erscheint auch die Überlegung wichtig, dass ein Mensch sich selbst Würde zubilligt und ggf. in einer Therapie lernen kann, sie sich zuzubilligen.

Und unsere Würdeorientierung in Bezug auf den Patienten/der Patientin?

Im Märchen vom „*Gevatter Tod*" hat ein großer Arzt den Tod zum Paten – also in alter Sprache zum Gevatter. Den Tod und alle Formen der Endlichkeit und Begrenztheit gut zu kennen und zu respektieren, so verstehe ich das Märchen, macht den großen Arzt aus. Der Gevatter verspricht dem Arzt, ihn wissen zu lassen, wann ein Kranker ihm gehört – nämlich dann, wenn er an den Füßen des Kranken steht – und wann der Arzt einem Kranken helfen darf zu gesunden und weiterzuleben. Lange Zeit hält sich der Arzt an diese Abmachung, bis ihn schließlich doch narzisstische Größenphantasien ereilen und er einen Kranken retten will, der dem Tod gehört. Damit erkennt er das unser Leben bestimmende Prinzip der Endlichkeit unseres Lebens nicht mehr an und damit nimmt das Verhängnis seinen Lauf.

PsychotherapeutInnen wissen, dass Machtbedürfnisse aus abgewehrtem Ohnmachtserleben entstehen können. Gerade PatientInnen, die uns an Ohnmachtserfahrungen teilhaben lassen, lösen in uns im Sinne der Gegenübertragung Ohnmachtsgefühle aus. Wenn wir uns dann nicht sicher fühlen in dem, was wir tun sollten und könnten, und dazu gehört für mich auch eine Sicherheit des Würdeempfindens aus einer Akzeptanz unser aller Begrenztheit heraus, kann es zu Fehlentwicklungen kommen.

Die Absicht des Helfenwollens und eher eigennützige Motive können durchmischt sein. Kommen wir mit unserem Wissen und unseren Angeboten nicht an, kann uns das aggressiv stimmen und wir lasten dies möglicherweise den PatientInnen an, statt uns zu fragen, ob wir mit dem, was wir vorhaben, nicht mehr beim Patienten und dessen Möglichkeiten sind. Die feste Überzeugung, ein Konzept, das sich bewährt hat, sei auch beim nächsten Fall wieder anzuwenden, kann dazu führen, dass wir verletzend werden. So höre ich (L.R.) leider immer wieder, dass einige von mir empfohlene Imaginationsübungen von KollegInnen nach dem Prinzip „das müssen Sie machen" vertreten werden, ohne zu prüfen, ob sie die betreffende Patientin oder den betreffenden Patienten wirklich erreichen können. Der Philosoph Lévinas fordert Güte und Barmherzigkeit, beides Begriffe, die uns in der Psychotherapie recht fremd sind, die aber gerade bei schwer beschädigten PatientInnen vonnöten sind.

Nicht immer ist es üblich, PatientInnen an den eigenen Überlegungen teilhaben zu lassen, sie gründlich aufzuklären und sich mit ihnen auf einen Prozess einzulassen, der in der Allgemeinmedizin unter dem Begriff des „shared decision making" oder der „partizipativen Entscheidungsfindung" abgehandelt und untersucht wird. Das bedeutet, dass wir PatientInnen darüber aufklären sollten, wie wir ihre Störung verstehen und einordnen und wie wir meinen, dass sie behandelt werden sollte. Grundsätzlich hätten PatientInnen dann immer den Anspruch, dass wir sie über alternative

Behandlungsmöglichkeiten informieren, das heißt, ihnen nur eine Behandlungsmöglichkeit, nämlich die, die wir erlernt haben, vorzuschlagen, wäre nicht ausreichend. Wir müssten wenigstens grob auch über andere Behandlungsmöglichkeiten Bescheid wissen und sie respektieren, wenn sie von PatientInnen gewünscht werden. Das beinhaltet auch, dass wir bei jedem neuen Schritt, den das alltagsweltliche Vorstellungsvermögen nicht abdeckt, erklären, warum wir zu tun beabsichtigen, was wir tun. Wie jede und jeder weiß, ist das u. a. Angst mindernd. Erst wenn die PatientInnen zustimmen – auch „informed consent" benannt – wäre der nächste Schritt zu tun.

Der schwer kranke Kabarettist Hanns Dieter Hüsch sagte einmal: „Zur menschlichen Würde gehört das Unvollendete. Ich bitte die Menschen, sich dies zu erhalten." Viktor Frankl zitiert eine seiner PatientInnen: „Denn wer da meint, ein Menschenleben müsse ein Schreiten von Erfolg zu Erfolg sein, der gleicht wohl einem Toren, der kopfschüttelnd an einer Baustelle steht und sich wundert, dass da in die Tiefe gegraben wird, da doch ein Dom entstehen soll. Gott baut sich einen Tempel aus jeder Menschenseele." Ähnlich meint der Theologe Fulbert Steffensky: Das Ziel des Menschen sei nicht seine Verwendbarkeit.

Selbstreflexion

Welches der drei Zitate beeindruckt Sie am meisten? Welche Erinnerungen, Bilder und Selbstbilder löst es bei Ihnen aus?

Die moderne Philosophie sieht die Verletzlichkeit des Menschen als Grund für das Recht auf Würde an.

Der Philosoph Baumann (2002) argumentiert denn auch, dass es eine altruistische Fähigkeit gebe, stellvertretend für andere deren Entwürdigung zu fühlen und damit Handlungen als menschenunwürdig zu verurteilen. Baumann geht davon aus, dass ein allgemeines Bedürfnis nach fundamentalem zwischenmenschlichem Respekt existiere und ein Bedürfnis, nicht respektlos oder gar erniedrigend behandelt zu werden. Wenn unser Ausgangspunkt ist, dass alle Menschen ein Recht darauf haben, ihre basalen Bedürfnisse zu befriedigen, dann folgt daraus das Recht auf wechselseitigen Respekt.

Für diese Würdebetrachtung zitiere ich ein Gedicht des alten, schon recht weisen Goethe (1993, S. 839):

Warum das Leben, das Lebend'ge hassen?
Beschaue nur in mildem Licht
das Menschenwesen, wiege zwischen Kälte
und Überspannung dich im Gleichgewicht;

und wo der Dünkel hart sein Urteil fällte,
so lass ihn fühlen, was ihm sonst gebricht,
du, selbst kein Engel, wohnst nicht unter Engeln,
Nachsicht erwirbt sich Nachsicht, liebt geliebt.
Die Menschen sind, trotz allen Mängeln,
das Liebenswürdigste, was es gibt ...

Anderen und sich selbst die Würde zu lassen, erfordert Nachsicht – Besserwisserei, auch wenn sie wissenschaftlich und schulentypisch begründet erscheint, ist nicht hilfreich.

In ihrem Gedicht *„Bitte"* beschreibt die Dichterin Hilde Domin (1987, S. 117), was wir nach Traumatisierungen, wie sie sie selbst erleben musste, erwarten können. Dass sie starke Bilder aus biblischem Kontext verwendet, ist sicher kein Zufall. Ich zitiere das Gedicht leicht gekürzt:

Wir werden eingetaucht
und mit dem Wasser der Sintflut gewaschen,
wir werden durchnässt
bis auf die Herzhaut.

Der Wunsch nach der Landschaft
diesseits der Tränengrenze
taugt nicht,
der Wunsch, den Blütenfrühling zu halten,
der Wunsch, verschont zu bleiben,
taugt nicht.

Es taugt die Bitte,
(dass bei Sonnenaufgang die Taube
den Zweig vom Ölbaum bringe.
Dass die Frucht so bunt wie die Blüte sei,
dass noch die Blätter der Rose am Boden
eine leuchtende Krone bilden.

Und) dass wir aus der Flut,
dass wir aus der Löwengrube und dem feurigen Ofen
immer versehrter und immer heiler
stets von neuem
zu uns selbst
entlassen werden.

Es taugt die Bitte, dass wir trotz aller Schreckenserfahrungen „immer versehrter und immer heiler" zu uns selbst entlassen werden, um uns selbst unsere Würde, die andere versuchten, uns zu nehmen, zurückzugeben, oder genauer, um uns dieser bewusst zu werden, so verstehe ich Domin.

Dies führt zu Dietrich Bonhoeffer.

Im Gefängnis, den Tod vor Augen, hat er an sich selber Ohnmacht und Gott-Verlassen-heit schmerzlich erfahren. Er drückt nämlich aus, was ihn aufgrund der Verlassen-heitserfahrung existentiell bis zu Suizidgedanken umtreibt und gibt diesen Form. Er muss Stimmungen und Affekte nicht mehr verdrängen. Er muss seine Sehnsucht, sein Begehren nicht mehr niederknüppeln. Denn so hatte er es bisher getan, wie er seinem Freund in einem Brief schreibt. Er muss auch nicht mehr an den Widrigkeiten vorbei denken, sondern er hat nach vielen inneren Auseinandersetzungen schließlich auch die bitteren Erfahrungen annehmen können und in dieser „Ergebung" seine Freiheit im Gefängnis gefunden, er kann ihnen ins Auge schauen und auch seine Ohnmacht in der Haft und die Haft selber schließlich annehmen … (von Dobeneck, 2006).

Bedeutsam ist, was Bonhoeffer am 21.7.1944 kurz vor seiner Ermordung an seinen Freund Bethge schreibt:

Ich dachte, ich könnte glauben lernen, indem ich selbst so etwas wie ein heiliges Leben zu führen versuchte … Später erfuhr ich und ich erfahre es bis zur Stunde, dass man erst in der vollen Diesseitigkeit des Lebens glauben lernt. Wenn man völlig darauf verzichtet hat, aus sich selbst etwas zu machen – sei es einen Heiligen oder einen bekehrten Sünder oder einen Kirchenmann (eine so genannte priesterliche Gestalt!), einen Gerechten oder einen Ungerechten, einen Kranken oder einen Gesunden – und dies nenne ich Diesseitigkeit, nämlich in der Fülle der Aufgaben, Fragen, Erfolge und Misserfolge, Erfahrungen und Ratlosigkeiten leben. (Bonhoeffer, zitiert bei von Do-beneck, 2006)

Das Beispiel Bonhoeffer zeigt, dass es uns Würde verleiht, wenn wir unsere Ver-letzlichkeit anerkennen, unsere eigene und die anderer. Die Einsicht in Endlichkeit und Verletzlichkeit hilft, Würde erleben zu können. Die traumatische Situation führte dazu, dass er trotz allem das Leben liebte mit allem, was menschliches Leben ausmacht, und er dadurch zu einem ganzen Menschen wurde, zu seiner Vollständigkeit fand.

Es wäre ein Missverständnis anzunehmen, dass man nur durch schwere und schwerste Verletzungen zur Würde findet, vielmehr geht es darum, sich damit zu beschäftigen, dass es trotz des Versuchs der Beschädigung der Würde durch die-jenigen, die das Leben nicht lieben, die Würde zu bewahren gilt.

Imaginationen, die mit Würde verbunden sein können

Imaginationen, die den Selbstwert stärken, sind hilfreich. Wir empfehlen, mit Bildern zu arbeiten, die an bereits erfahrene Momente von Selbstwert und Selbst-wirksamkeit anschließen, oder mit den PatientInnen gemeinsam nach Symbolen zu suchen, die sie an Würde und Wert erinnern. Häufig sind z. B. Bilder eines Löwen, des Königs der Tiere, oder eines Adlers. Hier sei an die Geschichte des Adlers, der ein Huhn sein sollte, erinnert. Aus einem Adler wird aber kein Huhn, das ist die Botschaft des Märchens, selbst wenn er noch so sehr klein gemacht wird. Auch das

Märchen des hässlichen Entleins ist unter Würdegesichtspunkten hilfreich. Hier geht es darum, dass das sogenannte hässliche Entlein sich seiner eigenen – schwanenhaften – Schönheit bewusst wird.

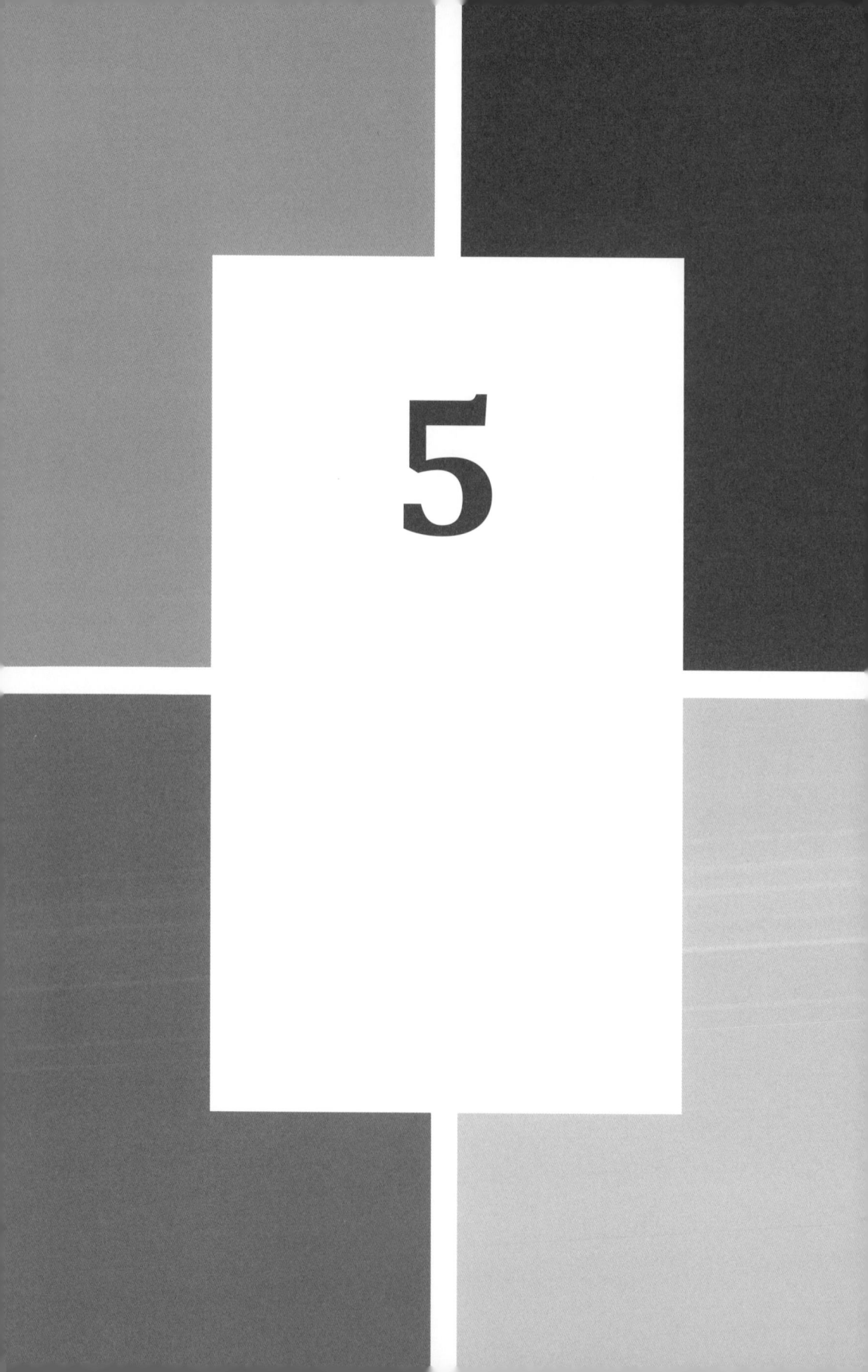

5

Aktuelle Studien zur Wirksamkeit von Imaginationen

An der Universität Klagenfurt wurden in den letzten Jahren einige Studien durchgeführt, die sich mit der Wirksamkeit von Imaginationen allgemein und Imaginationen nach Reddemann (2001, 2008a) beschäftigt haben. Wir möchten diese Studien hier zusammenfassend darstellen. Ein Schwerpunkt der Darstellung liegt auf der Studie von Jana Stasing (2011), da es hier allgemein um die Frage nach Kraft gebenden Vorstellungen/Imaginationen ging. Es hat uns beeindruckt, dass alle befragten TeilnehmerInnen dieser Studie über irgendeine Art von hilfreichen Imaginationen verfügten. Das wiederum halten wir deshalb für wichtig, weil es uns für die therapeutische Arbeit auffordert, nach solchen Imaginationen grundsätzlich in jeder Therapie zu fragen.

Die Ergebnisse dieser Studie fordern geradezu dazu heraus, auf die Vorstellungskraft eines jeden Menschen, der in Therapie kommt, einzugehen. Wir halten es für wichtig, dass PsychotherapeutInnen jedweder Schule sich darüber klar werden, dass es sich lohnt, Sprachbilder bewusster in der Therapie zu nutzen sowie sie auch anzuregen und darüber hinaus dort, wo es sich als sinnvoll erweist, mit sich als hilfreich herausgestellten – vermutlich archetypischen – Imaginationen zu arbeiten.

In meiner Studie bin ich (J.S.) der Frage nachgegangen, welche Kraft gebenden Imaginationen befragte Personen spontan bzw. auf Anregung hin nutzen. Ressourcennutzung sowie Selbstwirksamkeitserwartungen und ein Sinn für Kohärenz einer Person scheinen besonders dienliches Material zu sein.

Psychisch Gesunde scheinen nach meinen Ergebnissen über andere Vorstellungen als psychisch Erkrankte zu verfügen, insbesondere im Zusammenhang mit ihren Selbstwirksamkeitserwartungen. Es hat sich ebenfalls herausgestellt, dass psychisch erkrankte Personen häufig unter verzerrten kognitiven Vorstellungen leiden, die ihre eigene Person in Wechselwirkung mit der Umwelt betreffen.

Dennoch wagen wir die Aussage, dass alle Personen, ob psychisch gesund oder erkrankt, Selbstheilungskompetenzen in Form vieler unterschiedlicher Ressourcen besitzen. Wer welche Ressource für die Förderung des psychischen Wohlbefindens einsetzt, ist individuell verschieden. Allerdings kann man fragen, ob psychisch gesunde Personen mehr persönliche Ressourcen besitzen und diese mehr oder effizienter genutzt werden als von psychisch erkrankten Personen, so dass man wieder fragen kann, was psychisch gesunde Personen von psychisch erkrankten Personen hinsichtlich ihrer Imaginationen und der jeweiligen Selbstwirksamkeitserwartung unterscheidet und ob daraus nützliche Informationen für die Psychotherapie gewonnen werden können.

In meiner Studie (J.S.) habe ich zwischen den Personengruppen „Personen mit einer klinischen Diagnose" und „Personen ohne klinische Diagnose" unterschieden. Diese Einteilung erfolgte aufgrund der Annahme, dass Personen ohne klinische Diagnose eher psychisch gesund und Personen mit einer klinischen Diagnose eher psychisch erkrankt sind. Der Einfachheit halber und für ein schnelles Verständnis des Gegenstands der Studie werden die Gruppen im Folgenden Gruppe „psychisch gesund" und Gruppe „psychisch erkrankt" genannt. Bei der klinischen Diagnose wurde darauf geachtet, nur Personen mit neurotischen Störungsbildern in die Stichprobe aufzunehmen. In jeder Gruppe befanden sich jeweils acht Frauen und acht Männer.

Es wurden folgende Fragen gestellt:

1. Ich möchte gerne von Ihnen wissen, ob Sie denken, dass Sie über Phantasie und Vorstellungskraft verfügen.
2. Ich würde gerne von Ihnen wissen, ob Sie in der Vergangenheit oder im Alltag irgendwelche positiven Phantasien, Vorstellungen, Imaginationen, inneren Bilder hatten oder haben, die Ihnen Kraft geben oder aus denen Sie Kraft schöpfen können.
3. Wie haben Ihnen diese Vorstellungen und Imaginationen Kraft gegeben?

Diese Fragen können auch in jeder Therapie so gestellt werden, um möglichst früh in Erfahrung zu bringen und ein Bewusstsein dafür anzustoßen, inwieweit die Patientin/ der Patient Vorstellungskraft für sich nutzen.

5.1 Allgemeine Überlegungen zur Studie

Ziel der Studie war es zu untersuchen, welche Kraft gebenden Imaginationen von den unterschiedlichen Personengruppen genannt wurden und wie sich diese innerhalb und zwischen den Gruppen abgrenzten.

Es zeichneten sich insgesamt neun Kategorien ab, die den Inhalt aller Interviews bezüglich der Kraft gebenden Imaginationen erfassten und sich aus der Fülle des Materials herauskristallisierten:

1. Familie
2. Natur
3. Tiere
4. Phantastische Imaginationen
5. Religion
6. Schicksal
7. Zukunft
8. Magische Imaginationen
9. Reflexion

Es zeigte sich, dass insbesondere die Imagination mit dem Thema *Familie* eine äußerst häufig verwendete Ressource darstellte. Im Folgenden werden einige Beispiele gegeben, die den Antworten im Interview sinngemäß oder wörtlich entsprechen.

Beispiel:
Eine Probandin der Gruppe „psychisch gesund" ist Studentin und erzählt mir (J.S.) über ihre Kraft gebenden Imaginationen: Sie würde sich in schwierigen Situationen, in denen sie stark angespannt sei, vorstellen, wie ihre Familie für sie da ist. Sie beschreibt eine besonders schwierige Situation vor einer wichtigen Prüfung. Imaginativ könne sie sich durch die Vorstellung von ihrer Mutter oder ihrem Partner in den Arm genommen zu werden, innerlich beruhigen und Kraft schöpfen. Sie stelle sich dann auch vor, was ihre Familie ihr Ermutigendes in der Situation sagen würde.

Hier kann eine selbstfürsorgliche, aber auch zukunftsorientierte Geborgenheit vermittelnde Vorstellung helfen, die Anspannung zu reduzieren, und kennzeichnet einen selbstwirksamen Moment.

Die Vorstellung von ganz bestimmten Personen der Familie, die etwas Bestimmtes für die Person tun, z. B. sie in den Arm nehmen, vermittelt Kraft und dient als Ressource, z. B. eine schwierige oder unangenehme Situation zu bewältigen.

Ein ebenfalls sehr häufig erwähntes Imaginationsthema war das der *Natur*. Viele der befragten Personen haben von Vorstellungen und inneren Bildern in der Natur berichtet, die ihnen in schwierigen Situationen Kraft gaben und zudem eine sehr beruhigende Wirkung erzielen konnten. Häufig wurden Erinnerungen von schönen und eindrucksvollen Orten in der Natur geschildert, die bewusst ins Gedächtnis gerufen wurden, wenn Entspannung oder ein positives Gefühl erzeugt werden sollten. Eine sehr beispielhafte Erzählung war folgende:

„… dass ich mich einfach geistig oder so in ein anderes Land oder Ort versetze, also einfach mich kurz abschalte, und dass ich für mich durchatmen kann und wieder runterkomme oder so. Dass ich mir also geistig vorstelle, dass ich irgendwo an einem See bin, das Wasser rauschen höre …" (Stasing, 2011, S. 64).

Eine andere Probandin der Gruppe „psychisch erkrankt" schilderte ebenfalls eine für sie sehr hilfreiche und phantasievolle Imagination in der Natur:

Sie würde sich, immer wenn sie destruktive und unangenehme Gedanken habe, vorstellen, wie sie durch einen stark verästelten Wald ginge. Ihre negativen Gedanken würden dann imaginativ an den Ästen hängen bleiben, so dass sie nach dem Spaziergang durch den Wald von diesen Gedanken befreit sei. Ihr würde diese Imagination vor allem in Situationen helfen, in denen sie starke dissoziative Tendenzen verspüre.

Die Kategorie Natur konnte insbesondere bei der Gruppe der psychisch erkrankten Personen sehr häufig beobachtet werden. Wir erinnern an unsere Beispiele im dritten Kapitel. Ebenso verhielt es sich mit der Kategorie Tiere, die ausschließlich bei dieser Personengruppe als imaginative Ressource genutzt wurde.

Beispiele:

„… Ja, wenn ich auch in Gedanken bei meinem Pferd sein kann. Das gibt so Kraft … Ja, die Vorstellung, dass ich mit ihr reite oder dass ich überhaupt bei ihr sein kann …"

Ein anderer Proband aus der Gruppe der psychisch erkrankten Personen beschrieb ausführlich, wie sehr ihm sein Hund Kraft geben würde, selbst wenn er ihn sich nur vorstelle.

Es haben sich im klinischen Bereich bereits etliche Imaginationen bewährt. So schätzten unsere Patientinnen und Patienten die „Baumübung" sehr, bei der es um das Erleben von Geborgenheit und Genährtwerden geht, oder die von einer Quelle, die u. a. der Reinigung dienen kann. Auch die Vorstellung eines Gewässers von der Quelle bis zum Meer sprachen viele an. Diese Imagination wird häufig als eine Vorstellung für seelische Reifung erlebt. Tiere kommen in der Imagination des „sicheren Ortes" (alle Übungen bei Reddemann, 2001, 2011a) häufig vor, vor allem als Schutzwesen.

Die Fähigkeit, einerseits zu imaginieren und andererseits durch die Imagination positive Gefühle erzeugen zu können, erscheint hier als sehr eindrucksvolle Ressource. Vielleicht haben Sie das selbst bei der zu Beginn des Buches vorgeschlagenen Selbsterfahrungsübung erleben bzw. beim Lesen der Gedichte miterleben können.

Beide Gruppen im Vergleich betrachtet erwiesen sich als teilweise konträr. Die Gruppe der psychisch gesunden Personen zeigte einen im Durchschnitt deutlich höheren Wert an Selbstwirksamkeitserwartung auf als die Vergleichsgruppe der psychisch Erkrankten. Die Kategorie Zukunft konnte häufig bei der Personengruppe „psychisch gesund" beobachtet werden. Es handelt sich bei den Inhalten der Kategorie um Vorstellungen, Visionen und Ziele in der Zukunft, durch die es möglich wird, Kraft und Motivation zu schöpfen.

Beispiel:
Ein Proband der Gruppe „psychisch gesund" erzählte im Interview von kurz- und langfristigen Zielen wie: mit der Freundin zusammenziehen, das Studium beenden und irgendwann eine Familie gründen. Die visuelle Vorstellung würde ihm manchmal durch den stressigen Alltag helfen und in schwierigen Situationen Kraft schenken.

Hier ein weiteres Beispiel für Zukunftsvisionen:
„... Ok, ja, also sagen wir mal, Vorstellungskraft, also Vorstellungen, die mir Kraft geben, sind beispielsweise Gedanken an die eigene Selbstständigkeit, dass ich jetzt sage, „ok", immer wenn ich irgendwie Stress habe oder so was und wenn ich einfach Lust und Laune dazu habe, dann habe ich so eine Idee, wie ich später meine Selbstständigkeit realisieren kann mit einem Produkt. Also so gesehen habe ich da ganz klare Vorstellungen, was ich da gerne machen möchte ...."

Dieser Proband setzte *Zukunftsvorstellungen aktiv zur Stressbewältigung* ein.

Eine ebenfalls häufig erwähnte Imagination oder Vorstellung von psychisch Gesunden war das Thema der Reflexion. Speziell in schwierigen und stressreichen Situationen konnte eine reflektierende Vorstellung helfen, Probleme zu lösen und die Anspannung zu minimieren.

Eine Probandin erzählte beispielsweise, dass sie sich in belastenden Situationen bewusst eine bestimmte Situation vorstelle, in der sie zunächst keinen Ausweg gewusst habe und extrem belastet gewesen sei. Imaginativ würde sie die jetzige Situation mit dieser sehr schwierigen Situation vergleichen und feststellen, dass sie es ja damals auch aus eigener Kraft geschafft habe, die Schwierigkeiten zu überwinden. Die Vorstellung dieser Erfahrung würde ihr Gewissheit bringen, sich auf eigene Ressourcen verlassen zu können.

Diese Form von *reflektierenden Vorstellungen* ließ sich in der Studie vermehrt bei psychisch Gesunden finden. Es scheint, als würden selbstwirksame Erfahrungen bei dieser Personengruppe schneller ins Gedächtnis gerufen werden, wodurch diese dann als Ressource für die momentane Situation dienen können.

Bei psychisch erkrankten Personen sollte daher eine diesbezügliche Ressourcenaktivierung angestrebt werden.

Bei der Auswertung der Daten konnte auch ein Geschlechterunterschied deutlich festgestellt werden:

Während die männlichen Personen hohe Verteilungen bei den Kategorien Zukunft und Reflexion aufwiesen, waren bei den weiblichen Personen dieser Gruppe der „psychisch Gesunden" die Kategorien Familie und Reflexion stark vertreten. Gemeinsam sind diesen Ergebnissen der beiden Geschlechtergruppen die starken Verteilungswerte im Bereich Reflexion, aber auch bei der Kategorie Zukunft.

Bei der Personengruppe „psychisch erkrankt" ließ sich erkennen, dass die Kategorien Familie, Natur und Tiere äußerst häufig verteilt sind. Es fällt auf, dass weibliche Personen dieser Gruppe die Kategorien Zukunft und Reflexion gar nicht nutzten. Bei den männlichen Personen nahmen diese aber einen hohen Wert ein.

5.2 Reflexion der Ergebnisse im Hinblick auf die Praxis

Wenn bestimmte Imaginationen positiv mit Selbstwirksamkeitserwartungen korrelieren, so kann das Ergebnis, als „je mehr, desto mehr" interpretiert werden. Beispielsweise könnte das heißen: je mehr Imagination von Zukunft, desto mehr hohe Selbstwirksamkeitserwartung. So kann ein positiver Nutzen dieser speziellen Imaginationen für die Selbstwirksamkeitserwartung angenommen werden, was für die Gestaltung einer ressourcenorientierten Psychotherapie von Interesse ist.

Die Ergebnisse der Studie erlauben den Schluss, dass bei psychisch gesunden Personen die Kategorien Familie, Reflexion und Zukunft und bei den psychisch erkrankten Personen die Kategorien Familie, Natur und Tiere stark vertreten sind. Zudem verfügen psychisch Gesunde über eine größere Variation an Imaginationen als psychisch erkrankte Personen.

Beiden Gruppen gemeinsam ist das auffällig häufige Aufkommen von Imaginationen mit dem Thema Familie. Dies lässt die Interpretation zu, dass die Vorstellung von Familienmitgliedern und Situationen mit der Familie als starke Ressource angesehen werden kann. Wir schließen daraus, dass insbesondere die Imagination der Familie sehr Kraft spendend ist und positive Gefühle erzeugt. Diese These bestätigte sich auch innerhalb der Interviews. Gleichzeitig ist bei der Anleitung familien- oder bezugspersonenbezogener Imaginationen seitens der TherapeutInnen zu eruieren, welche Qualität der jeweiligen Beziehung zugrunde liegt. Auf die Frage, wie die Imaginationen Kraft geben, wurde hier häufig geantwortet, dass sich die Personen geborgener, entspannter und besser fühlten, weil positive Gefühle in der Person hervorgerufen wurden. Hieran zeigte sich besonders deutlich der physiologische

Aspekt der Imaginationen. Vorstellungen von Familie scheinen einen positiven, entspannenden und das Wohlbefinden förderlichen Effekt aufzuweisen.

Für eine ressourcenorientierte Psychotherapie können die Ergebnisse der Studie ein nützlicher Hinweis sein, dass die Imagination von geliebten, nahe stehenden Personen Entspannung und Wohlbefinden fördern kann.

Daraus ergibt sich nach unserer Auffassung aber auch, dass es kontraindiziert ist, dysfunktionale Beziehungsmuster allzu sehr durch Imagination zu aktivieren. Dies gilt vor allem für PatientInnen, die innerhalb der Familie traumatische Erfahrungen gemacht haben. Hier hat es sich bewährt, auf das Bild sogenannter „innerer Helfer" zurückzugreifen, diese Helfer weisen regelhaft Eigenschaften auf, über die sonst hilfreiche Familienangehörige verfügen (Reddemann, 2001).

Ein deutlicher Unterschied zwischen den untersuchten Gruppen lässt sich anhand der anderen beiden sehr häufig vertretenen Imaginationen feststellen:

Zukunftsorientierte und reflektierende Vorstellungen sind für die Entstehung und Entwicklung der Selbstwirksamkeitserwartung sehr wichtig. Daher überrascht es nicht, dass die Gruppe der „psychisch Gesunden" eher eine hohe Selbstwirksamkeitserwartung zeigt. Es konnte beobachtet werden, dass eine hohe Selbstwirksamkeitserwartung mit einem häufigen Vorkommen von zukunftsorientierten und reflektierenden Imaginationen auftritt. Ob sich diese Variablen auch gegenseitig bedingen, geht aus den Ergebnissen der Studie nicht hervor.

Der Begriff Selbstwirksamkeit hat sich inzwischen breit durchgesetzt. In psychodynamischen Therapien spricht man aber auch von Ich-Stärke. Wir verwenden hier überwiegend den Begriff Selbstwirksamkeit. Es lässt sich schlussfolgern, dass das Fehlen von zukunftsorientierten und reflektierenden Vorstellungen häufig mit niedriger Selbstwirksamkeitserwartung einhergeht. Psychisch Erkrankte, die eher eine niedrige Selbstwirksamkeitserwartung aufwiesen, konnten auch nur von wenig zukunftsorientierten und reflektierenden Vorstellungen berichten.

Eine Person mit wenig Selbstwirksamkeitserwartung wird vermutlich im Sinne einer negativen Attribution von Leistungsergebnissen ihre Reflexionen dahin gehend lenken, dass die Situation oder Aufgabe nicht zu bewältigen ist und in Zukunft auch nicht bewältigt werden kann. Es wird wahrscheinlich an Misserfolge erinnert und als Folge eigener Unfähigkeiten (s. Jerusalem, 1990, S. 34) wahrgenommen. Da eine geringe Selbstwirksamkeitserwartung mit niedriger Kompetenz- und Konsequenzerwartung zusammenhängt, wird von jenen Personen vermutlich auch wenig auf die Zukunft hin geplant werden. Die Erwartung, dass durch eigene Kompetenzen eine erwünschte Konsequenz in der Zukunft geschaffen werden kann, kann daher als gering eingestuft werden.

Zusammenfassend interpretieren wir diese Ergebnisse der Studie dahin gehend, dass bei den Variablen hohe Selbstwirksamkeitserwartung und zukunftsorientierte und reflektierende Imaginationen in der Stichprobe eine positive gegenseitige Beeinflussung angenommen werden kann.

Eine wichtige Erkenntnis der Studie erweist sich darin, dass alle befragten Personen über ein umfangreiches Repertoire an Ressourcen verfügten. Dies bestätigt die Annahme, dass jede Person über Ressourcen verfügen kann, und weist insbesondere auf die Alltäglichkeit der Imagination hin.

So kann also in der Therapie sehr gut mit dem gearbeitet werden, was schon bei dem Patienten/der Patientin vorhanden ist. Eigene Imagination der ProbandInnen als Ressource zu nutzen, erwies sich in der Studie als effizient. Diese Effizienz ergibt sich durch eine Wertschätzung der Fähigkeiten der jeweiligen Person, darüber hinaus durch die Möglichkeit der persönlichen Integration und Entfaltung innerhalb des Therapieprozesses.

Es zeigt sich der integrative und persönliche Charakter imaginativer therapeutischer Arbeit, bei der nicht nur mit vorgegebenen imaginativen Techniken und Übungen gearbeitet wird, sondern die Ressourcen der PatientInnen integriert und gezielt genutzt werden.

Gleichzeitig wird durch die Variation der gesammelten Ressourcen auch deutlich, dass Ressourcen unterschiedlich eingesetzt werden. Bei den neun Kategorien der Imaginationen in der Studie können alle als Ressource gelten, da sämtliche dieser Imaginationen als Kraft spendend beschrieben wurden.

Wir gehen davon aus, dass alle Menschen Ressourcen besitzen. Sie werden zwar unterschiedlich gehandhabt, aber können immer durch ihren Charakter einen positiven Effekt auf das psychische Wohlbefinden haben.

Den psychisch erkrankten Personen dieser Untersuchung war es eher ein Bedürfnis, durch die Vorstellungen und Imaginationen Ruhe und Entspannung zu finden. Die Vergleichsgruppe der psychisch gesunden Personen hielt sich in ihren Vorstellungen eher in der Zukunft auf oder verglich Situationen imaginativ.

Wenn eine hohe Selbstwirksamkeitserwartung mit Imaginationen der Zukunft und Reflexion einhergehen, erscheint es uns angebracht, diese Form von Imaginationen bei der Psychotherapie von psychisch erkrankten Personen mit einzubinden. Imaginative ressourcenorientierte Psychotherapie wird sodann sowohl als Ressourcen ausschöpfende wie auch als Ressourcen anreichernde Methode angewandt. In diesem Fall ermöglichen die bereits vorhandene Ressource der Imaginationsfähigkeit und die Nutzung derselben die Ressource der Selbstwirksamkeit zu fördern.

Die neue Erfahrung von *Kontrollerleben in der Imagination* kann Selbstwirksamkeitserwartungen steigern. Wir schlussfolgern darüber hinaus, dass die *Selbstwirksamkeitserwartung als eine Form der Imagination* angesehen werden kann bzw. ohne Imaginationsfähigkeit und Vorstellungskraft nicht entstehen könnte. Vor allem die Kategorien Zukunft und Reflexion scheinen zu einer Steigerung der Selbstwirksamkeit beizutragen.

Die Kategorien „Phantastisch" und „Magisch" ließen sich nur bei weiblichen Personen finden. Die Kategorien „Phantastisch" und „Magisch" zeichnen sich dadurch aus, dass sie Vorstellungen beschreiben, die magisches Handeln beinhalten, d. h. Vorstellungen und Imaginationen von Dingen oder Handlungen, die es in der Realität nicht gibt oder geben wird.

Beispiel aus den Interviews (Stasing, 2011):

„Also, ich hab da mal so ‚ne Vorstellung, die ich als Kind ganz häufig hatte, auf die ich immer wieder gerne zurückgreife, ... mittlerweile kann ich mir das nicht mehr so lebhaft vorstellen, dass ich weiß, dass es wahr ist, aber ich kann mich dann in meine Rolle als Kind zurückversetzen und mir vorstellen, wie das als Kind war. Ich hab mir als Kind immer vorgestellt, ich hab Zauberkräfte. Und ich kann alle bösen Leute abschießen ..., und hab dann halt immer probiert, die bösen Leute (lacht) mit Energiestrahlen abzuschießen."

Ein weiteres Beispiel:

„... als Kind hatte ich immer diese Vorstellung, dass wenn jetzt irgendwie ein Problem auf mich zugekommen ist oder so, ja, oder ich gemerkt hab, da ist irgendwas, was mich jetzt bedrückt, oder ich hab Stress und Probleme, weil ich auch als Kind schon irgendwie viele, also viele Ängste immer hatte, da hab ich mir immer vorgestellt, wie ich in einem Schwimmbecken bin und so mache mit den Armen (Schwimmbewegung), so ja alles wegschwimmt, alle Probleme wegschwimmen und das hat mir immer unheimlich geholfen, als könnte ich damit alles verdrängen zusammen mit dem Wasser."

Auffällig ist, dass die Personen, die von magischen und phantastischen Vorstellungen berichten, sich auf ihre Kindheit beziehen. Dennoch sind diese Vorstellungen für die Betroffenen noch heute sehr hilfreich und Kraft spendend, nicht zuletzt durch die reflektierende Erkenntnis von Selbstwirksamkeit.

Hingegen ergab sich bei den männlichen Personen die Kategorie „Schicksal", die bei den weiblichen Personen nicht vertreten ist.

Zu diesen Unterschieden fallen uns zahllose Märchen und Mythen ein, in denen der meist männliche Held lernen muss, sich einem schwierigen Schicksal gewachsen zu zeigen, sei es nun Herkules oder Harry Potter. Es gibt aber auch ein Märchen, in dem die weibliche Heldin ihr Schicksal, das ihr als alte vernachlässigte Frau begegnet, pflegen muss, um dann schließlich von ihrem Schicksal mehr Glücksmöglichkeiten zu bekommen. Wir finden es interessant, dass der Held stets um sein Schicksal kämpft, während die Heldin sich ihrem Schicksal anvertraut und es liebevoll hegt und pflegt.

Geschlechtsstereotypien, wie sie sich in Märchen zeigen können, wirken manchmal auch als eine Ressource, die es sich zu erkunden lohnt!

Wir greifen noch einmal die in der Einleitung gestellten Fragen auf:

„Wie schaffen Menschen es, trotz Belastungen gesund zu bleiben oder wieder gesund zu werden? Was tun seelisch gesunde Individuen, das weniger Gesunde von ihnen lernen könnten?" (Reddemann, 2011a, S. 28).

Vor dem Hintergrund der vorliegenden Ergebnisse können die einleitenden Fragen dahin gehend beantwortet werden, dass – wie schon zu Anfang vermutet – psychisch gesunde und erkrankte Personen unterschiedliche Kraft gebende Imaginationen besitzen, die auch unterschiedlich mit der jeweiligen Selbstwirksamkeitserwartung korrelieren. Es kann angenommen werden, dass einige Imaginationen der psychisch Gesunden mehr gesundheitsförderlich und besonders effizient genutzte Ressourcen darstellen. Als gesundheitsförderlich soll in diesem Zusammenhang die positive Korrelation der zukunftsorientierten und reflektierenden Imaginationen mit der Selbstwirksamkeitserwartung gelten. Wir vermuten, dass die psychisch gesunden Personen der Stichprobe durch die Nutzung der beschriebenen Ressourcen eine stärkere Widerstandsfähigkeit (Resilienz) aufweisen und daher eher gesund waren oder wieder gesund geworden sind.

Für psychisch erkrankte Personen ziehen wir vorsichtig den Schluss, dass es sinnvoll sein kann, die Nutzung von zukunftsorientierten und reflektierenden Imaginationen als Ressource von psychisch gesunden Personen zu lernen. Somit könnte der Gebrauch dieser Ressourcen als eine sinnvolle Ergänzung zur ressourcenorientierten Psychotherapie angesehen werden. Allerdings empfehlen wir dennoch, zunächst mit dem zu beginnen, was die jeweilige Person bereits mitbringt und zur Verfügung hat. Dies dient auch der Vertrauensbildung. Im Verlauf des Prozesses mag es dann angebracht sein, vermehrt zukunftsbezogene Imaginationen einzubeziehen und zu nutzen. Dabei kann die Übung des „inneren Teams" von besonderem Vorteil sein (s. u.). Hier wird sowohl die Perspektive aus der Vergangenheit genutzt wie die der Zukunft.

Die Ergebnisse der Studie von Stasing (2011) zeigen zudem die Notwendigkeit an, eine teilweise Neuorientierung bei imaginativer therapeutischer Arbeit vorzunehmen. Zukunftsorientierte und reflektierende Imaginationen zur Steigerung der Selbstwirksamkeitserwartung einer Person sollten im Therapieprozess nicht nur gehört, sondern wenn möglich gefördert werden.

Die Befunde können nahelegen, dass eine ressourcenorientierte therapeutische Arbeit mit zukunftsorientierten und reflektierenden Imaginationen im Besonderen bei Patientinnen für eine mögliche Steigerung von deren Selbstwirksamkeitserwar-

tungen und damit für den Therapieerfolg bedeutsam ist. Allerdings möchten wir empfehlen, die unterschiedlichen Befunde bei Männern und Frauen auch noch anders zu sehen: Es ist genauso gut möglich, Frauen darin zu bestätigen, dass sie – mehr als Männer – über die Kraft verfügen, gegenwärtig zu sein, so dass sich auch dadurch ihr Selbstwirksamkeitserleben erhöhen könnte.

Eine weitere Studie wurde mit der imaginativen Übung „Das innere Team" (Reddemann, 2001) durchgeführt.

„Das innere Team"

In dieser Übung werden beide Komponenten (Zukunft und Reflexion) integriert. In der Übung werden verschiedene, „Ichs" (oder „Ego States", s. Kap. 6.2.4), die sich in unterschiedlichen Lebensaltern befinden, imaginiert. Sie beraten sich mit dem „Ich von heute" über ein Problem oder eine Situation. Es entsteht eine multiperspektivische Betrachtung eines Problems. Beispielsweise wird ein jugendliches Ich und anschließend ein im hohen Alter befindliches Ich über eine Situation oder ein Problem imaginativ befragt. Dadurch kann eine innere Diskussion entstehen, bei der nicht nur in der Vergangenheit liegende Sichtweisen reflektiert, sondern auch eine Zukunftsperspektive eingenommen wird.

Grütters (2010) hat in ihrer Studie zu dieser Übung zeigen können, dass Entscheidungsprozesse bei Problemen durch die Anwendung des „inneren Teams" erleichtert werden können. Die Autorin untersuchte in ihrer Studie den Nutzen der imaginativen Übung des „inneren Teams" auf Entscheidungsprozesse im Alltag. Es stellte sich heraus, dass der Perspektivenwechsel bei der Betrachtung eines Problems sehr stark dazu beitragen kann, eine umsichtige Entscheidung zu treffen. Die Mehrheit der untersuchten ProbandInnen gab an, dass die Imaginationsübung „das innere Team" bei der Entscheidungsfindung sehr geholfen habe. Insbesondere seien die TeilnehmerInnen der Studie von dem ressourcenvollen Charakter erstaunt gewesen, schreibt Grütters. Schließlich führe die Entscheidung auf eigene Ressourcen zurück, „die man ohnehin in sich trägt" (ebd., S. 80).

Hier werden Aspekte von Selbstwirksamkeitserfahrung und Kontrollerleben deutlich und bestätigen die Hypothese der möglichen Steigerung von Selbstwirksamkeitserwartungen durch die imaginative Übung des „inneren Teams".

Es gibt noch eine weitere, aber dennoch anders geartete Beschäftigung mit dem „inneren Team" im Konzept von Schulz von Thun (1998). Schulz von Thun konzeptualisiert sein „inneres Team" nicht auf dem Hintergrund von Entwicklungspsychologie, sondern sieht die Teammitglieder quasi als Mitspieler vor, auf oder hinter der „inneren Bühne". Bei Reddemanns Konzept geht es eher um MitspielerInnen auf der „Unterbühne", die Schulz von Thun eindeutig der Psychotherapie zuweist, während er sein „inneres Team" für Beratungskontexte für nützlich hält. Wir denken, es gibt Überschneidungen, in jedem Fall aber lohnt es sich, mit diesen Imaginationen zu arbeiten. Sie wirken sich oft sehr rasch entlastend auf PatientInnen aus. Die Nutzung von verschiedenen inneren Gestalten nach Tom Holmes seien ebenfalls erwähnt (Holmes, 2010). In beiden Übungen des „inneren Teams" sowohl bei Schulz von Thun wie bei Reddemann geht es auch darum, mit einem Konzept innerer Vielheit vertraut zu machen.

Es kann aufgrund der Ergebnisse von Grütters vermutet werden, dass auch die Selbstwirksamkeitserwartung durch die Übung des „inneren Teams" nach Reddemann gesteigert werden könnte. Durch die Reflexion und den Blick aus der imaginierten Zukunft in die Gegenwart kann vermutlich eine derartige kognitive Umstrukturierung entstehen, die es zulässt, eigene bisherige Leistungen anzuerkennen und diese Erfahrung auf zukünftige Erfahrungen innerhalb einer positiven Selbstwirksamkeitserwartungshaltung zu verschieben.

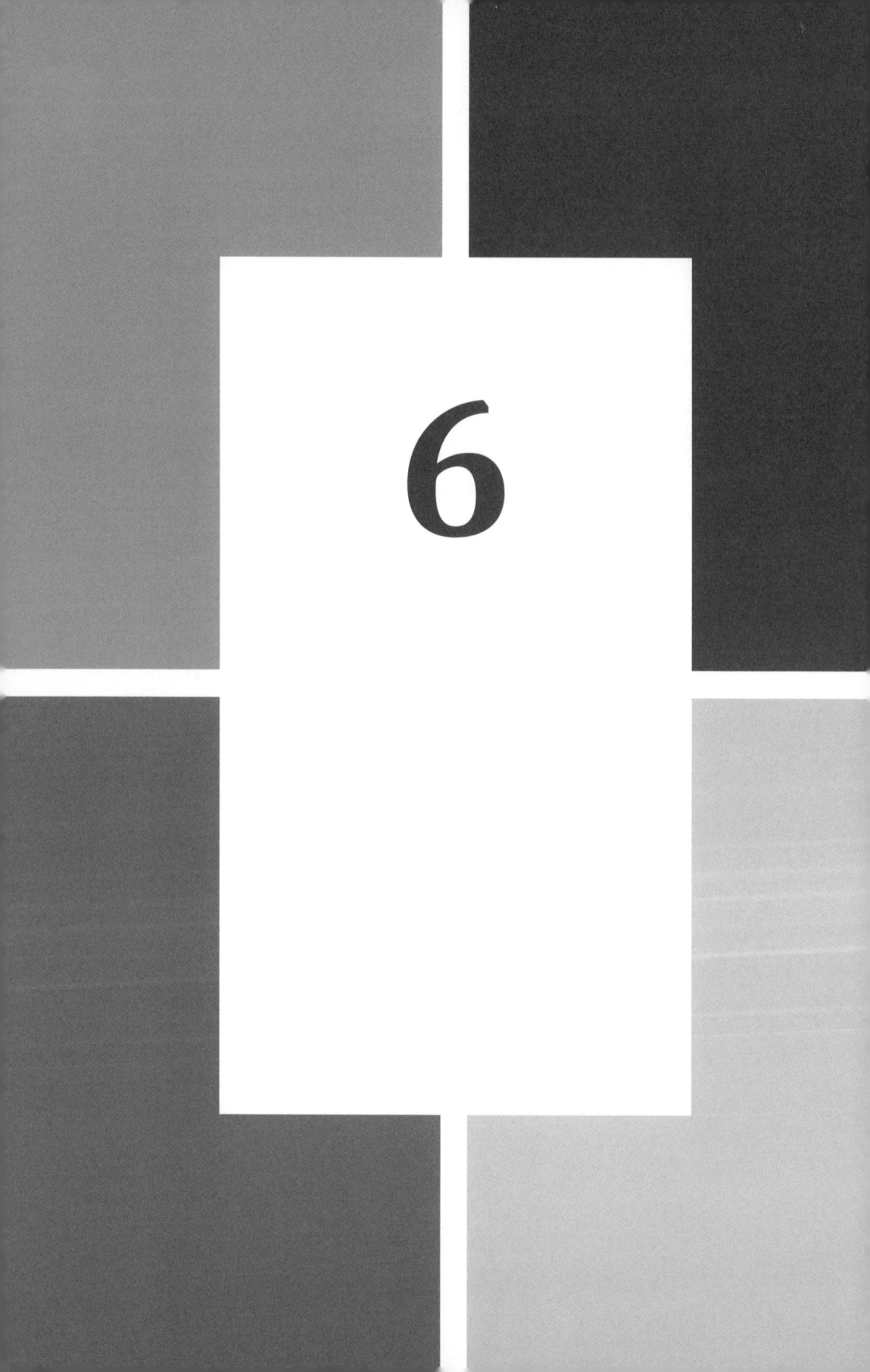

6

Die Nutzung von Imaginationen in verschiedenen therapeutischen Richtungen

Wie bereits erwähnt gehen wir davon aus, dass Imaginationen in vielen therapeutischen Richtungen genutzt werden, obwohl dies so nicht benannt wird. Es ist unser Anliegen, dies zu verdeutlichen, deshalb wollen wir im Folgenden zum einen Schulen vorstellen, die explizit mit Imaginationen arbeiten, zum anderen aber auch solche, in denen aus unserer Sicht versteckt mit Imagination gearbeitet wird. In den verschiedenen psychotherapeutischen Ansätzen wird die Möglichkeit, mit Imaginationen zu arbeiten, auch unterschiedlich stark genutzt; dies vermutlich auch deshalb, weil gar nicht reflektiert wird, dass Vorstellungskraft in die Arbeit einfließt. Wir wollen daher hier beschreiben, wie in psychodynamischen und kognitiv-behavioralen Richtungen Imaginationen in unterschiedlicher Weise verwendet werden. Damit möchten wir erläutern, dass jede dieser Schulen Möglichkeiten bietet, mit Imaginationen zu arbeiten, und Mut machen, diese Möglichkeiten eben auch auszuschöpfen.

Es soll nicht unerwähnt bleiben, dass vor allem die Hypnotherapie viele kreative Anregungen bietet, mit Imaginationen umzugehen, wir empfehlen daher ausdrücklich die Beschäftigung mit hypnotherapeutischen Konzepten. Auch andere Therapierichtungen arbeiten explizit mit Imagination, z. B. die Gestalttherapie oder die Transaktionsanalyse. Wir müssen im Rahmen dieser Arbeit aber darauf verzichten, auch diese zweifellos sehr anregenden Richtungen vorzustellen, und auf die entsprechenden Lehrbücher (z. B. Peter für die Hypnotherapie, 2009) verweisen.

6.1 Die Anwendung von Imagination in kognitiv-behavioralen Therapien

Imagination wird in der (kognitiven) Verhaltenstherapie als „innere Vergegenwärtigung eines emotional bedeutsamen Ereignisses" (Kirn, 2008, S. 200) verstanden. Imaginationen werden mit anderen Interventionsmaßnahmen kombiniert und in das Behandlungskonzept integriert. Auch emotional eher neutrale Imaginationen können von Wert sein, z. B. wenn man PatientInnen einlädt, nächste Handlungsschritte imaginativ zu planen, oder auch Imaginationen, die emotional besetzt sein können, die aber absichtsvoll in der Vorstellung distanziert werden, sodass dadurch ihre emotionale „Ladung" abgeschwächt wird.

Die imaginativen Übungen können auf die Problembewältigung in der Vorstellung, Konkretisierung von Zielen, Differenzierungsleistungen, Gefühlsregulation, Kontrolle unerwünschter Imaginationen und/oder das Einüben von Verhalten abzielen. Für die Umsetzung der Ziele wird das innere imaginative Erleben aktiviert. Dabei wird davon ausgegangen, dass „Imaginationen, ebenso wie Gedanken, als wichtiges Bindeglied zwischen Stimulus und Reaktion zu verstehen sind und dass imaginierte, genau wie tatsächliche Ereignisse das Verhalten und Erleben beeinflussen bzw. steuern können" (ebd., S. 197).

Es gibt einige verhaltenstherapeutische Methoden und Techniken, die imaginative Verfahren und Vorstellungskraft als Ressource verwenden. Die Technik der kognitiven Probe ist von besonderer Bedeutung, auf die hier näher eingegangen wird. Das Prinzip der Erprobung in der Vorstellung findet unter anderem in der Systematischen Desensibilisierung nach Wolpe und der ISI-(Idealized Self-Image) Technik nach Susskind Anwendung (s. Kap. 6.1.2).

6.1.1 Kognitive Probe

In der (kognitiven) Verhaltenstherapie ist das Hauptziel der Anwendung von imaginativen Übungen das „Probehandeln (…) in der Vorstellung" (Kirn, 2008, S. 199). Dadurch soll Handlung gebahnt und die „wirkliche Umsetzung von Lösungsschritten" (ebd., S. 199) vorbereitet werden. Der Inhalt der Übungen wird dem erwünschten Verhalten angepasst und kann immer wieder korrigiert, modifiziert und ganz neu gelernt werden. Um die gewünschten Ziele zu erreichen, sollte stetig wiederholt und geübt werden. Dem „Erproben und Einüben von Handlungen in der Vorstellung" (ebd., S. 199) werden folgende Vorteile zugeschrieben:

■ „Energie- und zeitsparendes Trainieren von Handlungssequenzen (…)

- Aufbauen und Durchspielen verschiedener Verhaltensalternativen (...)
- Geplantes und gezieltes Vorbereiten auf schwierige bzw. angstbesetzte Situationen (...)
- Konstruktives Umgehen mit Misslingen (...)" (ebd., S. 199).

Das bedeutet: In der Vorstellung werden bestimmte Verhaltensweisen möglichst eindringlich trainiert, damit die mit der in der Imagination gewonnenen Vorstellung und Erfahrung dessen, wie die gewünschte Zielhandlung ausgeführt werden soll, leichter in der konkreten Umsetzung möglich werden. Die in der Vorstellung vorher abgewogene Alternative zur Problemhandlung muss dann noch im tatsächlichen Verhalten erprobt werden. Auch auf schwierige Situationen kann in der Vorstellung vorbereitet und verschiedene Situationen und eigene diesbezügliche Reaktionen können bedacht werden. Es kann dabei auch der Umgang mit Misserfolgen erlernt werden.

Bei der Vorbereitung auf schwierige Situationen in der Vorstellung, die mit sehr viel Angst verbunden sein kann, ist es möglich, dass ein Effekt der Desensibilisierung stattfindet. Sich vorher mit seinen Ängsten, dysfunktionalem Verhalten oder Problemen in der Vorstellung auseinanderzusetzen, kann sich für den Umgang mit der dann befürchteten Situation mildernd auswirken. Es soll nicht nur funktionales Verhalten erlernt, sondern gleichzeitig auch dysfunktionales Verhalten verlernt werden. Besonders für Personen mit den folgenden psychischen Erkrankungen „Angst, Essstörung, sexuelle Schwierigkeiten, Selbstunsicherheit, Schmerzkontrolle und aggressives Sozialverhalten" (ebd., S. 200) gilt die Therapie mit Vorstellungen als wirksam.

Das Probehandeln soll innerhalb der Therapie dieser Störungsbilder vor allem bewirken, dass bisher schädigendes wie beispielsweise unangemessenes Ess- oder Trinkverhalten, aggressives und zwanghaftes Verhalten verlernt und gegen zielförderndes Verhalten ersetzt wird. Dabei soll auch die Angemessenheit verschiedener Handlungen in der Vorstellung überprüft werden. Wichtig ist, dass der Erfolg des Arbeitens mit Imaginationen auch immer von der Motivation der PatientInnen abhängt und darauf geachtet werden muss, dass das Probehandeln nicht in der Vorstellung verharrt, sondern darüber hinaus in der Realität umgesetzt wird.

Für den Einsatz von Imaginationen in der Therapie sollten verschiedene Faktoren beachtet werden, die zu einem optimalen Nutzen der jeweiligen Vorstellungstechnik führen:

Therapeutische Anwendung
Zunächst erhalten die PatientInnen eine Einführung im Sinne einer Aufklärung dessen, was imaginative Verfahren sind, wie sie funktionieren und wie damit

therapeutisch gearbeitet wird. Es sollte mit einfachen Einstiegsübungen, die die Wirkweise und Möglichkeiten von Imaginationen verdeutlichen, begonnen werden. Ist jemand nicht geübt darin, Imaginationsübungen anzuwenden, kann die Imaginationsfähigkeit trainiert werden. Dabei helfen Aufmerksamkeitsübungen, Übungen zur Lebendigkeit und der Kontrolle über Imaginationen. Wichtig ist vor der therapeutischen Arbeit mit imaginativen Techniken, die Ziele der PatientInnen festzulegen, die zunächst in der Vorstellung umgesetzt werden sollen. Die imaginative Übung muss sorgfältig eingeführt werden, um den PatientInnen den Einstieg in das Sich-nach-innen-Richten und Konzentrieren auf die Vorstellungen zu erleichtern. „Versuchen Sie sich vorzustellen, dass Sie wirklich an dem Ort sind, wo dieses Ereignis stattfand/stattfindet …" (ebd., S. 201). Während sich die PatientInnen in der imaginativen Übung befinden, bestehen unterschiedliche Techniken darüber, inwieweit die Therapeutin/der Therapeut Instruktionen gibt und mit den PatientInnen in Kontakt tritt. Entweder kann mit den PatientInnen sehr viel Kontakt gehalten werden, indem die Therapeutin/der Therapeut Hinweise und Nachfragen bezüglich der von den PatientInnen geschilderten Vorstellungen einfließen lässt. Eine andere Möglichkeit besteht darin, den PatientInnen lediglich Anfangsinstruktionen zu geben und dann alleine weiter imaginieren zu lassen. Sehr wichtig ist zu beachten, die Übung langsam und deutlich zu beenden, und die Person deutlich darauf hinzuweisen, dass sie sich wieder im Hier und Jetzt befindet, also die imaginative Übung beendet ist. Dabei werden die PatientInnen aufgefordert, gedanklich rückwärts von fünf herunter auf eins zu zählen. Ist die Person wieder völlig in der Realität angekommen, so werden die Inhalte der Imagination sorgfältig nachbesprochen und aufgearbeitet. Die Therapie mit imaginativen Verfahren wird in der kognitiven Verhaltentherapie als erfolgreich angesehen, wenn das erwünschte Zielverhalten der PatientInnen auch in der Handlung sichtbar wird (Kirn, 2008).

6.1.2 Systematische Desensibilisierung nach Wolpe

Konkret lässt sich das Prinzip des Probehandelns in der Imagination für die Angst- und Problembewältigung bei der Technik der Systematischen Desensibilisierung nach Wolpe (1972) finden. Dazu meinen Singer und Pope kritisch (1986, S. 35): „Bei Wolpes Systematischer Desensibilisierung, die wahrscheinlich den effektivsten und sicherlich den wissenschaftlich am gründlichsten abgesicherten Ansatz der neuen [1976! L.R.] Verhaltenstherapie liefert, wird deutlich, dass er sich eher auf die persönliche Imagination des Patienten als auf sein sichtbares Verhalten verlässt." Als wesentlicher Punkt der Behandlung erweise sich immer wieder die vom Patienten benutzte Imagination (ebd., S. 36).

Die imaginative Übung besteht darin, sich ängstigende Situationen vorzustellen und einen Zustand zu erreichen, in dem die PatientInnen keine, die jeweilige Situation betreffende Angst mehr verspüren. Dabei wird mit der Vorstellung von der am wenigsten Angst hervorrufenden Situation begonnen und das Niveau der Intensität der Angst langsam gesteigert (Grawe, Donati & Bernauer, 1995).

Um die Angst zu hemmen, muss ein Entspannungszustand hervorgerufen werden, wodurch es möglich wird, Kontrolle über die Angstreaktion zu gewinnen. Die Technik, langsam und stufenweise unerwünschte emotionale Zustände und Emotionen entgegenzuwirken, beschreibt Wolpe (1972) als eine natürliche Reaktion des Menschen.

Ein Kind, das sich beispielsweise davor fürchtet, in einem See zu schwimmen, wird von der Mutter behutsam an das Wasser herangeführt und an der Hand gehalten. Schrittweise wird erprobt, wie sich das Wasser anfühlt und verhält. Das Kind lernt mit dem ursprünglich Angst erzeugenden Reiz umzugehen und wird langsam die Angst verlieren und sich immer weiter in das Wasser trauen, bis die Angst völlig abgebaut ist. Durch die Wärme und Geborgenheit der Mutter wird im Kind ein entspannter Zustand bewirkt, der die Angst hemmt und somit eine Gegenkonditionierung hervorruft.

„Wenn einmal ein schwacher Reiz aufgehört hat, Angst zu erzeugen, ist es möglich, einen neuen, etwas stärkeren Reiz dem Patienten darzubieten, und dieser stärkere Reiz wird nun weniger Angst erzeugen, als er vorher erzeugt hätte. Sukzessive Darbietungen werden den Betrag an erregter Angst auf Null herunterbringen" (ebd., S. 108). Demnach wird nicht nur die Angst auf dem jeweiligen Angstniveau verringert, sondern es verringert sich dadurch auch im Sinne einer exponentiellen Abnahme die Intensität der darauf folgenden Angstniveaus. Der erwähnte, für die Desensibilisierung notwendige Entspannungszustand wird durch die Progressive Muskelentspannung nach Jacobson vorgenommen, so Wolpe (1972). Das problembesetzte und unerwünschte Verhalten kann abtrainiert werden, indem Handlungsalternativen entworfen – also imaginiert werden – und in der Realität umgesetzt werden können.

Eine Vorstellung eines Reizes, so Wolpe (1972), kann genauso intensive Angstreaktionen hervorrufen wie der tatsächliche Reiz:

Erst wenn man durch eine Serie von Imaginationen nach und nach an die [angstmachende, L.R.] Situation herangekommen ist, wenn sie in einer Vielzahl von imaginierten Umgebungen ausprobiert worden ist, wird ein tatsächliches Angehen im realen Leben möglich, oft mit der Konsequenz, dass die Phobie relativ rasch verschwindet. (ebd., S. 36)

Wir meinen, nicht ganz falsch zu liegen, wenn wir die Systematische Desensibilisierung als eine Imaginationstherapie verstehen.

Konkret erfolgt die Sensibilisierung in sensu durch das „Einüben von Bewältigungsstrategien in der Vorstellung" (Kirn, 2008, S. 199), also einer kognitiven Erprobung. Dazu ein Beispiel:

> Ein prüfungsängstlicher Patient *stellt sich vor*, wie er bei einer schwierigen Frage zunächst verunsichert ist und sich im Denken blockiert fühlt und wie er dann die aufsteigende Spannung mit der Selbstinstruktion »Halt, Stopp! Wie lautete die Frage?« löst, und sich wieder auf die Inhalte der Prüfung konzentriert. Zum Trainieren kann es hilfreich sein, den Schwierigkeitsgrad systematisch zu steigern, beispielsweise von leichten über schwere bis hin zu nicht beantwortbaren Fragen, von einem wohlwollend-freundlichen über einen sachlich-kühlen bis hin zu einem launisch-unberechenbaren Prüfer. (ebd., S. 199)

In der Verhaltenstherapie wird allerdings auch häufig „massiert" mit den Angst auslösenden Stimuli konfrontiert. Massiert bedeutet in diesem Zusammenhang, dass mit der am meisten Angst erzeugenden Situation begonnen wird. Innerhalb eines Gedankenexperiments wird die entsprechende Situation so häufig imaginiert, bis eine Habituation erfolgt. Hier wird davon ausgegangen, dass die best- und schnellstmögliche Form der Habituation durch eine massierte Konfrontation entstehen kann.

Das Prinzip lautet dabei: „Wenn ich diese Situation und die damit verbundenen Ängste (auch bereits in der Imagination) aushalten kann und merke, dass die aufkommenden Gefühle sich nicht unendlich potenzieren können, sondern im Gegenteil irgendwann schwächer werden, dann werde ich auch mehr Angst auslösende Situationen eigenständig aushalten können und merken, dass die Angst abnimmt oder bestenfalls gar nicht mehr oder nur noch sehr schwach auftritt." Einige PatientInnen berichten auch von der Erkenntnis, dass sie durch die Übung feststellen, dass sie „mehr" sind als die Gefühle, es also auch möglich ist, sich von diesen zu distanzieren. Wenn imaginativ habituiert wurde, erfolgt eine Expositionsphase in vivo. Durch die kognitive Vorbereitung des Gedankenexperiments wird die Habituation in vivo erleichtert. Ähnlich wird es in dem Werk *„Zwangsstörungen"* von Emmelkamp und van Oppen (2000) beschrieben.

Ein Beispiel aus der Praxis zur massierten Konfrontation in sensu (Gedankenexperiment) bei einem Zwangspatienten:

Ein Patient kommt zu mir (J.S.) in die Therapie und leidet unter Kontrollzwängen. Zunächst erstellen wir eine Hierarchie, beginnend mit den Zwängen, die, wenn sie unterlassen würden, am meisten Angst hervorrufen. Der Patient berichtet, dass es ihn am meisten ängstigen würde, wenn er es unterließe zu kontrollieren, ob der Herd wirklich ausgeschaltet ist. Innerhalb eines Gedankenexperiments konfrontiere ich ihn mit dieser für ihn sehr schwierigen Situation wie folgt:

„Stellen Sie sich vor, Sie haben gekocht und bereits gegessen. Sie müssen zu einem dringenden Termin und haben vergessen zu kontrollieren, ob der Herd auch wirklich ausgeschaltet ist. Dies fällt Ihnen aber erst auf, als Sie bereits im Bus zu Ihrem Termin sitzen. Stellen Sie sich vor, dass es keine Möglichkeit gibt, nach Hause zurückzukehren, um den Herd zu kontrollieren. Sie fahren mit dem Bus und können weder telefonieren, um jemanden zu beauftragen, den Herd zu kontrollieren, noch können Sie sich in irgendeiner Weise ablenken."

Im Gedankenexperiment wird mit einer „Angst- und Anspannungskurve" gearbeitet. Entlang einer Zeitachse werden die imaginierten Stunden abgezeichnet und stundenweise gefragt, wie sich die Angst und die Anspannung verhalten. Dabei wird der Patient mit den schlimmstmöglichen Befürchtungen konfrontiert.

Es wird wiederholt gefragt: „Wie ist die Anspannung nach einer Stunde ... wie nach zwei usw."

Im erwähnten Beispiel habituiert der Patient nach 20 Stunden. Er ist der festen Überzeugung, dass die Anspannung über diesen Zeitraum anhalten würde. Daraufhin wiederhole ich dasselbe Gedankenexperiment so lange (hier waren es fünf Durchgänge), bis der Patient eine geringere Anspannungskurve beschreibt und bestenfalls nicht mehr mit einem Angstniveau von 100 % in die Übung einsteigt. Für diese Habituation ist auch die Frage nützlich: „Wie würde sich Ihre Angst verhalten, wenn Sie morgen wieder der gleichen Situation ausgesetzt sein würden?" Bei dem erwähnten Patienten stellt sich eine Gelassenheit ein: „Ich würde mich daran gewöhnen und von vornherein nicht so angespannt sein." Wenn dieser Transfer geschaffen ist, kann die Konfrontation in vivo beginnen.

Es wird deutlich, wie viel unsere Imaginationsfähigkeit bewirken kann und für viele Therapiemethoden eine enorme Ressource darstellt.

Auch bei der von Susskind (1970) entwickelten ISI-Technik wird das Probehandeln in der Imagination praktiziert. Diese basiert auf dem Prinzip der Verstärkung und dem Konzept der Sich-selbst-erfüllenden-Prophezeiung (Susskind, 1970).

In der Schematherapie nach Young werden vor allem nachbeelternde Imaginationen verwendet (s. Roediger, 2010). Youngs Ansatz ähnelt sehr stark der Komplextheorie von C.G. Jung (s. u. Kap. 6.2.1), der aber nicht erwähnt wird.

In den verhaltenstherapeutischen Ansätzen zur Arbeit mit Imagination und Vorstellungskraft wird hauptsächlich problemzentriert gearbeitet. Die Ausnahme bildet dabei die Arbeit mit Achtsamkeitsübungen. Hier werden heilsame Imaginationen eingesetzt, um die innere Achtsamkeit zu schulen, d.h. achtsam eigene Gefühle und Gedanken ohne Bewertung wahrnehmen zu lernen.

6.1.3 Explizite Nutzung von Selbstwirksamkeitskonzepten als Ressource für die imaginative Psychotherapie

Selbstwirksamkeitserwartungen sind hinsichtlich ihrer Verhaltensbeeinflussung sehr bedeutsam für die Psychotherapie. Die Änderung von Effizienzerwartungen sei der wesentliche und gemeinsame Faktor bei allen psychotherapeutischen Techniken, meint Herkner (1991, S. 77f.). Das direkte Erproben von Verhalten und die damit verbunden Selbstwirksamkeitserfahrungen seien essentiell für die Psychotherapie. Aus diesem Grund seien in diesem Zusammenhang weniger gesprächsorientierte als vielmehr verhaltenstherapeutisch orientierte Techniken angebracht, fährt Herkner (1991) fort.

Die Bedeutung der spezifischen Kompetenzerwartungen wird dabei als äußerst wichtiger Bestandteil für die Umsetzung des Gesundheitsverhaltens angesehen.

Neuere Studien zeigen, wie Selbstwirksamkeit die Gesundheit einer Person beeinflussen kann (vgl. Sachs-Ericsson, Medley, Kendall-Tackett & Taylor, 2011; Keefe et al., 2002). Nach Schwarzer (2004) haben Selbstwirksamkeitserwartungen Einfluss auf Stressbewältigung, Gesundheitsverhalten, Lernen, Ausdauer, Motivation, Leistung, Psyche und Physiologie. Eine Vielzahl an Beispielen verdeutlicht, dass die physische mit der psychischen Gesundheit unmittelbar verknüpft ist, und veranlasst dazu, das kognitiv-behaviorale Konstrukt der Selbstwirksamkeit aus einer biopsychosozialen Perspektive zu betrachten, woraus sich Folgendes schlussfolgern lässt: Die Selbstwirksamkeitserwartung nimmt großen Einfluss auf physiologische Prozesse. So können beispielsweise Herzrasen oder die Ausschüttung von Cortisol vermindert werden. Durch die schwächer wahrgenommenen physiologischen Symptome und die stärker wahrgenommenen Kompetenzen und Kontrollen können daraufhin auch psychische Symptome wie etwa (phobische) Angst oder depressive Verstimmung abnehmen.

Beispiel:

Erinnern wir uns an das Beispiel der massierten Exposition des Zwangspatienten. Hier konnte der physiologische Effekt der Selbstwirksamkeitserwartung beobachtet werden. Durch die Habituation an die Angst auslösende Situation und das Überwinden der Angst ist der Patient mit der Zeit ruhiger geworden. Während der Exposition wird wiederholt nach den körperlichen Empfindungen und Erregungen gefragt. Zu Beginn der Exposition beschrieb der Patient ein Anspannungslevel und eine innere Unruhe von 100 %. Nach einigen Durchgängen und der damit erfolgten Habituation konnte erreicht werden, dass der Patient nur noch mit einem Angstniveau von 50 % einstieg und sich die Anspannung zum Ende der Übung auf ein Niveau von 20 % reduzieren ließ. Durch die Erfahrung, dass er selbst wirksam gegen seine Angst handeln kann, wurden ihm seine (neuen) Kompetenzen (s. Kompetenzerwartung, Kap. 3.6) bewusst, die zu einer Verringerung der physiologischen Angstsymptome führten.

6.1.4 Selbstwirksamkeit und kognitive Verhaltenstherapie

Die kognitive Verhaltenstherapie nutzt das Konstrukt der Selbstwirksamkeit als Ressource für die Psychotherapie explizit. Dies geschieht durch kognitive Verhaltensmodifikation, bei der „unangemessene Verhaltensweisen durch kognitive Restrukturierung verändert und negative Äußerungen über die eigene Person in konstruktive Äußerungen umgewandelt würden, die bei der Problembewältigung helfen" (Zimbardo & Gerrig, 2008, S. 616). Wir wollen zur Veranschaulichung kurz zwei Therapieformen vorstellen, die diese kognitiven Umstrukturierungen und Verhaltensmodifikationen zum Ziel haben.

6.1.5 Rational-emotive Therapie nach Ellis

Die rational-emotive Therapie wurde von Albert Ellis (1977) beschrieben. In diesem kognitiven Modell wird davon ausgegangen, dass Störungen des Verhaltens und des emotionalen Wohlbefindens durch „irrationale Überzeugungen, Werthaltungen und Einstellungen eines Individuums" (Hautzinger, 2006, S. 132) über Situationen und Fähigkeiten entstehen. Dies impliziert die Modifikation dieser kognitiven Verzerrungen.

Die Therapie verfolgt dabei drei Ziele:

1. Es sollen unangemessene Einschätzungen, Überzeugungen und Bewertungen („irrational beliefs") aufgedeckt werden.

2. Es sollen neue Bewertungsmuster entwickelt werden.
3. Die neuen Bewertungsmuster sollen auf problematische Situationen unter unterschiedlichen Stressbedingungen angewandt und im Sinne neuer Bewältigungsfertigkeiten eingeübt werden (Grawe et al., 1995, S. 402).

Auf kognitiver Ebene soll die Kompetenzerwartung einer Person erhöht werden. Dabei wird vor allem an der negativen Attribution im Sinne der „irrational beliefs" gearbeitet, wodurch Konsequenzerwartung und Kompetenzerwartung neu geformt werden können. Es erscheint uns evident, dass bei diesem Vorgehen hier nicht nur Selbstwirksamkeit, sondern auch Imagination als Ressource genutzt wird.

6.1.6 Kognitive Therapie nach Beck

Die Therapie „umfasst ein Bündel therapeutischer Vorgehensweisen, die sich auf die verbalen oder *bildhaften* Kognitionen des Patienten konzentrieren [Hervorhebung durch die Autorinnen] sowie auf die Prämissen, Annahmen oder Einstellungsmuster, die diesen Kognitionen zugrunde liegen (Grawe et al., 1995, S. 451).

Ähnlich wie in der rational-emotiven Therapie nach Ellis werden von Beck (1999) Denkfehler für die Verhaltensstörung verantwortlich gemacht. Innerhalb der Therapie sollen diese fehlerhaften Denkmuster identifiziert werden, um diese in einem nächsten Schritt zu modifizieren.

Das Prinzip der Therapie nach Beck gleicht dem der von Ellis empfohlenen Therapie. Zunächst werden Bewertungen und Kognitionen analysiert, dann hinsichtlich einer Neustrukturierung überarbeitet und anschließend eingeübt. Es werden konkret drei Formen der Analyse von Denkmustern und verzerrten Kognitionen vorgenommen:

1. Logische Analyse: hier „werden die Kognitionen im Hinblick auf logische Fehler wie Übergeneralisierung, willkürliches Folgern, selektive Abstraktion usw. geprüft" (Grawe et al., 1995, S. 451).
2. Empirische Analyse: „betrifft die Übereinstimmung der meist impliziten Annahmen des Patienten mit den tatsächlichen Gegebenheiten" (ebd., S. 451).
3. Pragmatische Analyse: hier „wird untersucht, welche praktischen Konsequenzen bestimmte Annahmen und Überzeugungen des Patienten haben" (ebd., S. 451).

Es fällt auf, dass auch bei dieser Methode Vorstellungsbilder in Form bildhafter Kognitionen als Ressource genutzt werden. Auch hier kann geschlussfolgert werden, dass sich in Folge die Selbstwirksamkeit erhöht und sich positiv auf das Verhalten auswirkt.

Es wird deutlich, dass auch Imagination und Vorstellungskraft für die kognitive Umstrukturierung nötig sind. Im Folgenden soll dieser Zusammenhang beschrieben werden.

6.1.7 Kognitive Umstrukturierung durch Imagination

Kirn et al. berufen sich auf Singer und Pope (1986), die betonen, „dass der spezifische Einsatz von Vorstellungsverfahren die Erwartung an die Selbstwirksamkeit steigern kann" (Kirn et al., 2009, S. 7). Ebenso verweist Hüther (2010) auf diesen Zusammenhang und erklärt in seinem Buch *„Die Macht der inneren Bilder"*, dass der Stirnlappen in der Hirnrinde eine Region des Gehirns ist, die wir benötigen, wenn wir uns ein Bild von uns selbst und unserer Stellung in der Welt machen wollen (Selbstwirksamkeitskonzepte), wenn wir unsere Aufmerksamkeit auf bestimmte Wahrnehmungen richten, Handlungen planen und die Folgen von Handlungen abschätzen (Motivation, Impulskontrolle) oder wenn wir uns in andere Menschen hineinversetzen und Mitgefühl entwickeln (Empathiefähigkeit, soziale und emotionale Kompetenz) (ebd., S. 70).

Auch Metaphern und kleine imaginative Übungen können bei einem Perspektivenwechsel behilflich sein, was ein Beispiel aus einer Therapiesitzung von Beck (nach ebd.) verdeutlicht: Es handelt sich dabei um eine Patientin, die kürzlich von ihrem Mann verlassen wurde und aufgrund dessen starke Verzweiflung und Minderwertigkeitsgefühle entwickelt hat. Beck forderte die Patientin auf, sich einen anderen Grund für den Verlust des Mannes vorzustellen, nämlich, dass ihr Mann in einem Krieg gefallen sei. Obwohl sie argumentierte, dass die beiden Verluste nicht vergleichbar wären, konnte sie dennoch davon überzeugt werden, dass im letzteren Fall ihr Selbstwert nicht beeinträchtigt werden würde. Das ließ für die Patientin den Schluss zu, dass sie aus dem Verlassenwerden durch den Mann automatisch gedacht hatte, sie sei nicht liebenswert. Sie erkennt, dass die gleiche Tatsache, nämlich der Verlust des Mannes, unterschiedlich bewertet werden kann. Dadurch reift ein Verständnis über dysfunktionale Bewertungsmuster (Kirn et al., 2009).

Beck (1999) erklärt in diesem Zusammenhang, wie visuelle Vorstellungen von PatientInnen aufgedeckt und bearbeitet und wie „induzierte Vorstellungen für die therapeutische[n] Interventionen" (ebd., S. 233) genutzt werden können. Becks Gebrauch von Vorstellungen impliziert dabei Bewertungs- und Interpretationsmuster von Gedanken.

Neben dem Identifizieren von belastenden Vorstellungen ist es auch wichtig, PatientInnen über Vorstellungen zu informieren. Dabei soll geklärt werden, dass visuelle Vorstellungen bei jedem Menschen vorkommen, also normal sind. Da visuelle

Vorstellungen häufig mit unangenehmen Gefühlen verbunden sein können und der Patient sich dadurch eventuell weigert, solche Vorstellungen zuzulassen oder zu erwähnen, ist es wichtig, den Patienten die Angst vor der Aufdeckung dieser Vorstellungen zu nehmen. Dies geschieht durch die Aufklärung. Erst wenn die Vorstellungen identifiziert und aufgedeckt sind, kann der/die TherapeutIn mit den PatientInnen an den Vorstellungen arbeiten und Techniken einüben, die belastenden Vorstellungen entgegenwirken können (Beck, 1999).

Beck beschreibt dafür verschiedene Techniken der Belastungsreduzierung:

1. „Vorstellungen bis zum Ende verfolgen" (ebd., S. 235): Diese Technik soll eine kognitive Neustrukturierung und Erleichterung bei PatientInnen bewirken.
2. „Sprung in die Zukunft" (ebd., S. 238): Hier wird der Patient angeleitet, sich vorzustellen, wie ein Problem in der Zukunft gelöst wurde und welche positiven Gefühle dies hervorruft.
3. „Bewältigung in der Vorstellung" (ebd., S. 239): Der Patient wird gebeten, eine belastende Situation in der Vorstellung zu bewältigen.
4. „Veränderung der Vorstellung" (ebd., S. 240): Hier soll eine bereits erlebte schwierige Situation vorgestellt und ihr Ende im Sinne einer Wunschvorstellung verändert werden.
5. „Die Vorstellung auf ihren Wahrheitsgehalt überprüfen" (ebd., S. 241): Dabei verwendet der Patient Vorstellungen als verbale Gedanken im sokratischen Dialog.
6. „Wiederholung der Vorstellung" (ebd., S. 242): Der Therapeut lässt eine katastrophale übertriebene Vorstellung wiederholt vorstellen, wobei der Patient beobachtet, wie sich die Vorstellung verändert. Dabei wird von einem Prozess ausgegangen, in dem eine Realitätsprüfung stattfindet.
7. „Vorstellungen ersetzen, stoppen und sich ablenken" (ebd., S. 243): Dies stellt keine Technik zur kognitiven Umstrukturierung dar, dient aber der Entlastung und ist eine Intervention mittels Imagination.

Den PatientInnen wird jeweils nur eine kleine Auswahl an diesen Techniken gezeigt, damit die Wahrscheinlichkeit, dass sie diese auch anwenden, steigt. Es wird dabei auch darauf hingewiesen, dass regelmäßiges Üben für die Wirkung der Techniken ausschlaggebend ist (Beck, 1999; Kirn et al., 2009).

Hier wird zwar immer wieder von Vorstellungen gesprochen, jedoch wird die Nutzung von inneren Bildern nicht explizit genannt. Nach unserer Erfahrung lässt sich kognitive Arbeit durch gezielte Anregung und Nutzung von Bildern bei dafür offenen Patienten besser einsetzen.

Becks Beispiele verdeutlichen die imaginative Arbeit mit Kognitionen und deren Einfluss auf Wahrnehmung, Bewertung, Gefühle und Verhalten. Zudem lassen sie die Schlussfolgerung zu, dass sich mit imaginativer Unterstützung negative Attributionen, Selbsteinschätzungen und Kontrollerfahrungen verändern und somit die Selbstwirksamkeit einer Person in der Psychotherapie gesteigert werden kann.

Aus meiner Sicht (L.R.) lassen sich die Vorgehensweisen nach Beck auch in eine psychodynamische Arbeit integrieren, insbesondere dann, wenn PatientInnen klare Strukturen benötigen. Kognitive Umstrukturierung und Ressourcenaktivierung können vermutlich nicht nur die Selbstwirksamkeitserwartung erhöhen, sondern fördern auch das Kohärenzgefühl. Durch ein hohes Maß an vorhandenen Ressourcen kann ein Mensch ein hohes Maß an Kohärenzgefühl erleben, die Ressourcen erscheinen als Werkzeuge, mit welchen Lebensanforderungen bewältigbar werden und insgesamt ein Gefühl der Verstehbarkeit und Sinnhaftigkeit entstehen kann.

6.2 Die Anwendung von Imagination in psychodynamischen Therapien

Während es in der (kognitiven) Verhaltenstherapie vor allem um die Anwendung von imaginativen *Übungen* als „Probehandeln (…) in der Vorstellung" geht (Kirn, 2008, S. 199), handelt es sich bei der Nutzung von Imagination in psychodynamischen Kontexten auch um tieferes Verstehen sowie Entdeckung von Unbewusstem und in der psychodynamisch-imaginativen Traumatherapie hauptsächlich um Nachbeelterung durch Vorstellungskraft.

Psychodynamische Therapien betreffen Konzepte des dynamischen Unbewussten, der Abwehr, der Übertragung und der Gegenübertragung und insbesondere des Verstehens von Beziehungsgestaltung. Die Förderung von Regression ist ein Kernstück der Psychoanalyse und auch der Analytischen Psychologie nach C.G. Jung.

Ottomeyer (2013) schlägt vor, Psychotherapie „als eine Handwerkskunst zu betrachten, die auf einem szenischen Verstehen und auf Poetik basiert" (ebd., S. 122). Bei einer Tagung an der Universität Klagenfurt waren wir (L.R. und K.O.) gemeinsam der Meinung, dass das Gedicht von Rilke (1995, S. 451) über den Panther einen Hinweis auf eine Szene gibt, wie wir sie auch in Psychotherapien erleben und zu verstehen versuchen könnten. Daher hier ein Teil des Gedichtes:

Ihm ist, als ob es tausend Stäbe gäbe
und hinter tausend Stäben keine Welt.
Der weiche Gang geschmeidig starker Schritte,
der sich im allerkleinsten Kreise dreht,
ist wie ein Tanz von Kraft um eine Mitte,
in der betäubt ein großer Wille steht.

Ottomeyer (ebd., S. 124) weist darauf hin, wie schon Freud davon sprach, dass seine Krankengeschichten „wie Novellen zu lesen sind" und dass „die Darstellung der seelischen Vorgänge, wie man sie vom Dichter zu erhalten gewöhnt ist" ihm gestatte, „eine Art von Einsicht in den Hergang einer Hysterie zu gewinnen" (Freud, 1914, S. 59).

Rilke erscheint mir (L.R.) in seinem Gedicht wie ein Beobachter seiner selbst, der dazu fähig ist, einerseits seine Not mit Hilfe des Bildes des Panthers zu beschreiben und andererseits mit Hilfe der Kunst, hier der Poesie, sich gleichzeitig von den Schrecken seiner persönlichen Erfahrungen zu distanzieren. Im Kontext der Beschäftigung mit Imagination kann man erkennen, wie sehr hier die Vorstellungskraft eine Ressource darstellt.

Ottomeyer geht davon aus, dass wir alle „spielende Kinder, Tagträumer und Dichter" sind. Und dass „der kreativen Autopoiesis auf der Ebene unseres Organismus ... eine andauernde Poetik auf der Ebene des Psychischen" entspricht (ebd., S. 125).

Szenisches Verstehen gehört bei psychodynamischen Therapien zu den Grundlagen. Dabei ist es wichtig, dass die Therapeutin bereit ist, „sich selbst als Mitspielerin in einem Drama zu spüren" (ebd., S. 128). Auch in diesem Konzept spielen also Imaginationen eine Rolle. Nach meiner (L.R.) Erfahrung hilft die Imagination des Mitspielers in einem Drama auch, zu kreativen Lösungen zu finden, die anders vielleicht gar nicht ins Bewusstsein kämen. So hat Ottomeyer den Einfall, mit einem Patienten, der unter einem betrunkenen Vater zu leiden hatte, gemeinsam als Helferwesen Huckleberry Finn zu entdecken. Dieser würde dann zum Patienten sagen können: „Mein Vater war ein alter Trunkenbold. Make the best of it – wenn sie sich nicht um dich kümmern, bist du wenigstens frei. Morgen könnten wir zum alten Jim gehen und mit ihm auf seinem Floß einen Ausflug auf dem Fluss machen" (ebd., S. 129). Ottomeyer verweist in seiner Arbeit auf Lorenzer (1984). Dieser wiederum bezieht sich immer wieder auf Ernst Bloch und versteht das Unbewusste „als die große Schatzkammer der noch nicht domestizierten menschlichen Praxisfiguren – als Ort (...) der noch nicht realisierten Utopie" (ebd., S. 72).

Psychodynamische Therapien fokussieren aber auch auf das Arbeitsbündnis im Sinne einer Formulierung von Fürstenau: „Zwei Erwachsene arbeiten gemeinsam an Problemen verbliebener Kindlichkeit" (Fürstenau, 2007), auch dies eine therapieleitende Imagination. Verhaltensorientierte Imaginationen im Sinne des Probehandelns haben darüber hinaus durchaus auch in psychodynamischen Therapien Platz. Bereits Freud hat von der Vorstellung als Probehandeln gesprochen, dies aber nicht im übenden Sinn verwendet, da es ihm ja in erster Linie um Einsicht und Erkenntnis ging. Manche psychodynamische Therapieformen enthalten heute auch übende und supportive Elemente und fördern regressive Prozesse nur ausnahmsweise (s. Hoffmann, 2000, S. 54).

6.2.1 Imagination in der Psychotherapie C.G. Jungs

Jung gebührt das Verdienst unter einem psychodynamischen Blickwinkel der Imagination zu Ansehen verholfen zu haben.

Im Folgenden beziehen wir uns auf Ausführungen von Verena Kast, einer Vertreterin und profunden Kennerin der Jung'schen Schule, und ihre Darstellungen im jüngst erschienenen Buch: *„Imagination. Zugänge zu inneren Ressourcen finden"* (Kast, 2012).

> Emotionen, starke Affekte, Gefühle, Stimmungen in Vorstellung zu „übersetzen", sie in einer Imagination zugänglich zu machen, war für Jung grundlegende Einsicht in heilende Prozesse durch Imagination: Emotionen so zu regulieren, dass sie sich nicht somatisch, nicht in emotionalen Explosionen oder Implosionen ausdrücken müssen, sondern in Bildern, die betrachtet werden können, mit denen man sich imaginativ weiter auseinandersetzen, die man gestalten, über die man nachdenken, die man verstehen kann ... (ebd., S. 27)
> Jung verwendet alle diese Formen der Phantasie, der Vorstellungskraft, der Imagination, die Menschen schon immer genutzt hatten, um einer Krise zu begegnen, und fand dabei heraus, dass Imaginationen therapeutisch wirksam sind. (ebd., S. 28)

Mir (L.R.) ist hier auch der Aspekt von „Bilder, die betrachtet werden können" wichtig, weil sie Menschen in großer Not hilft, sich in der Vorstellung zu distanzieren.

Es ist also festzuhalten, dass C.G. Jung als einer der Ersten gezielt mit Imaginationen arbeitete. Zu den verschiedenen Formen der Imagination gehört auch die sogenannte „aktive Imagination", die Jung später als die wichtigste Form der Auseinandersetzung zwischen Bewusstsein und Unbewusstem versteht.

> Bei der aktiven Imagination, der Imaginationsmethode, die Jung für die Psychotherapie letztlich vorgeschlagen hat, geht es darum, dass ein Mensch innere Bilder lebendig werden lässt, innere Figuren zum Sprechen bringt, also eine Tiefenschicht seiner Psyche aktiviert und sich dennoch mit einem sehr wachen Ich mit diesen Bildern, diesen Stimmen auseinandersetzt. Von dieser Methode sagte Jung, es sei eine Methode, bei der der/die Imaginierende nicht nur das Unbewusste analysiere, sondern auch dem Unbewussten Gelegenheit gebe, den Ich-Komplex zu analysieren. Dieser Dialog zwischen dem Ich und dem Unbewussten ist die Voraussetzung für den Individuationsprozess, den psychischen Prozess, in dessen Verlauf ein Mensch zu dem wird, was er letztlich ist. (...) Man kann eine Unterscheidung treffen zwischen den Phantasien, die uns begleiten, die sich einfach einstellen, und dem aktiven Imaginieren, bei dem man sich bewusst diesen Phantasien stellt, sie wahrnimmt, auch in ihrer Emotionalität. (ebd., S. 28)

Jung nannte Imaginationen und die damit erlebten Emotionen den „Urstoff für sein Lebenswerk" (ebd., S. 29).

> Imagination wird also verstanden als reproduktive oder als schöpferische Tätigkeit, als Erinnerung oder als die Grundlage für etwas Neues, vielleicht sogar für etwas in dieser Form noch nie Dagewesenes, auch fundierend auf Erinnerung, aber in einer neuen Weise orchestriert. (ebd., S. 29)
>
> Ich bin tatsächlich überzeugt, dass schöpferische Einbildungskraft das uns einzig zugängliche seelische Urphänomen ist, der eigentliche seelische Wesensgrund, die einzige unmittelbare Wirklichkeit. (Jung, 1929, zitiert nach Kast, 2012, S. 29)
>
> Wenn wir mit imaginativen Fähigkeiten innerhalb der Therapie arbeiten, bringen wir dadurch zum Ausdruck, dass wir über Bilder am Bild von uns selbst und von der Welt arbeiten können, dass uns bewusst wird, dass die Bilder von uns und die Bilder von der Welt, die wir uns machen, uns in unserer Lebendigkeit fördern oder hemmen. (ebd., S. 32)

Verena Kast erwähnt, dass Isabelle Meier (2005) nachweisen konnte, „dass durch Imaginationen Beziehungsmuster verbessert werden und generell mehr positive Emotionen generiert werden können, was einer Ressourcenaktivierung entspricht" (ebd., S. 34). Die Nutzung von Vorstellungskraft hilft also dabei, neue emotional positiv getönte Beziehungserfahrungen zu machen.

Therapeutisches Vorgehen

Jung schlug vor

> (...) man konzentriert die Aufmerksamkeit auf ein eindrucksvolles, aber unverständliches Traumbild oder auf einen spontanen visuellen Eindruck und beobachtet, welche Veränderungen am Bilde stattfinden. Dabei muss natürlich alle Kritik ausgeschaltet und mit absoluter Objektivität das Vorkommende beobachtet und aufgezeichnet werden. (...) unter diesen Bedingungen kommen lange und oft sehr dramatische Phantasieserien zustande. Der Vorteil dieser Methode ist, dass sie reichlich Inhalte des Unbewussten zutage fördert. (...) Visuelle Serien greifen, wenn sie dramatisch werden, leicht auf das auditiv-sprachliche Gebiet über, woraus dann Dialoge und Ähnliches entstehen." (Jung, 1941, zitiert nach Kast, 2012, S. 36)

Kast kommentiert die Aussage Jungs:

> Es ist nicht anzunehmen, dass Jung, der so viel von den Einflüssen des Unbewussten weiß, die uns gerade hindern, „objektiv" zu sein, an eine „absolute Objektivität" glaubte. Mir scheint, dass er damit noch einmal zum Ausdruck bringen will, dass diese inneren Phantasiereihen, dass der Fluss der Bilder als solcher achtsam wahrgenommen werden will – möglichst ohne die kritisierenden Verzerrungen durch unser Bewusstsein – aber auch, dass wir diese Phantasien als „das andere" in uns auch wirklich zunächst als etwas Reales sehen und akzeptieren sollen. (ebd., S. 37)

Wird die aktive Imagination immer wieder angewendet – so Kast –, „geben wir unserer Psyche immer mehr Möglichkeiten, sich zu entfalten, tun sich uns Abgründe auf, erkennen wir, wo unser Leben gefährdet ist, wo unser Ich gefährdet ist,

aber auch, welche inneren Gestalten hilfreich sind und uns auch faszinieren können"
(ebd., S. 199). Kast kommentiert die „aktive Imagination" so: Sie „gibt uns immer
auch den Eindruck, dass diese innere Welt gestaltet werden kann und auch gestaltet werden muss" (ebd., S. 199), und zeigt ein Beispiel einer therapeutischen Arbeit,
das hier zusammenfassend wiedergegeben wird (ebd., S. 196–199):

Fallbeispiel:

Die Patientin, eine 35-jährige Frau, die sich ängstlich und mutlos fühlt und vor
allem unruhig, erhält zunächst die Anweisung, eine Landschaft auszuwählen, in
der ein Gewässer ist. Die Patientin möge sich auf ihre Unruhe konzentrieren. Es
begegnet ihr eine Gestalt, wobei die Patientin gebeten wird, mit ihr in Kontakt zu
treten und zu beachten, was die Gestalt ihr zu sagen hat, und darauf zu reagieren,
wie sie auch sonst in einer Begegnung reagieren würde.
   Die Patientin sieht eine Quelle und neben der Quelle sitzt auf einem Stein ein
alter Mann, der sie forschend ansieht. Die Patientin schämt sich und sagt dem alten
Mann: „Wenn du mich so forschend anschaust bekomme ich ein schlechtes Gewissen."
Darauf sagt ihr der alte Mann, dass man immer etwas falsch macht, man müsse sein
wie das Wasser aus der Quelle, „immer fließen, immer fließen." Es taucht noch ein
jüngerer Mann auf, der sich über das Quellenerlebnis lustig zu machen scheint, und
die Patientin wird wütend. Sie wendet sich dem alten Mann zu und sieht, dass er
ganz konzentriert auf die Quelle blickt. Sie macht es ihm nach und konzentriert sich
auf das Fließen. „Nach einer langen Zeit schaue ich auf. Ich sehe ins Gesicht des alten
Mannes, das ganz gesammelt ist – der höhnische Überhebliche ist weg. Ich gehe weg
und weiß, dass der Alte die Quelle hüten wird, ich kann zurückkommen, wann ich
will." Die Patientin sei glücklich darüber, dass es ihr gelingt, sich auch auf das Fließen
des Wassers zu konzentrieren, also auf das Eigentliche.

Für uns wird an den Darstellungen von Kast deutlich, wie viel mehr es in ihrer
Arbeit und auch der von anderen psychodynamisch arbeitenden TherapeutInnen
um die explizite Entwicklung von inneren, auch vom Unbewussten gespeisten,
Prozessen geht. Wir meinen allerdings, dass dies ebenso in Ansätzen der Verhaltenstherapie geschehen kann, da Unbewusstes ja auch dort zu Tage treten kann.
Es wird hier nur nicht so benannt und ausdrücklich gefördert. Psychodynamike-
rInnen vertrauen in ihrer Arbeit mehr auf den Prozess und machen weniger Angebote, zumindest so lange sie davon ausgehen, dass die PatientInnen über ein so
starkes Ich verfügen, dass sie sich auf ihre unbewussten Prozesse einlassen können, ohne von Angst überwältigt zu werden.

Fallbeispiel:

Eine Patientin, die sich von Kind an nicht gesehen und abgelehnt gefühlt hat und häufig von anderen gedemütigt und beschämt wurde, berichtet von einem Traumfragment: Sie sehe ihre Großeltern, Eltern und sich selbst und vor ihnen renne ein hässliches struppiges Kätzchen im Kreis. Sie hasse Katzen. Die Therapeutin bittet die Patientin darum, doch einmal mit der Katze in Kontakt zu gehen, was die Patientin vehement ablehnt. Das könne sie nicht, sie ekle sich davor. Schließlich erklärt sie sich bereit, sich eine Art Kindermädchen vorzustellen, das sich um die Katze kümmern solle. Diese nehme die Katze auf den Arm und streichle sie, dadurch würde die Katze sich entspannen und schnurren. Während der Entwicklung des Bildes wird die bis dahin motorisch stark unruhige Patientin immer ruhiger. Ihre Gesichtszüge entspannen sich sichtlich. Sie kann die Katze als einen abgelehnten Teil von sich erkennen und mit Hilfe des „Kindermädchens" sich im Weiteren darum kümmern.

In dieser Arbeit wurde darauf verzichtet, Deutungen zu geben, obwohl die Therapeutin eine Reihe von Einfällen zu sich als „Mitspielerin im Drama" hatte. Zu einem viel späteren Zeitpunkt in der Therapie konnten die verschiedenen Facetten des struppigen Kätzchens, aber auch des Kindermädchens als Repräsentantinnen der Therapeutin gesehen und eingeordnet, d. h. auf Übertragungsaspekte eingegangen werden.

Die Vorstellung vom „richtigen Zeitpunkt" für welche Intervention auch immer sollte in jeder Art der Psychotherapie ernst genommen werden.

6.2.2 Katathym-imaginative Psychotherapie (KiP) nach Leuner

Seit 1964 wird von Katathymem Bilderleben und/oder von Symboldrama gesprochen. Im englischsprachigen Raum wird „das Verfahren als ‚Guided Affective Imagery'" (Leuner & Wilke, 2005, S. 2) bezeichnet. Die Namensgebungen erklären das Verfahren. Einerseits sind die Imaginationen und inneren Bilder von den jeweiligen Gefühlen einer Person abhängig, andererseits werden Symbole vorgegeben, die die Entfaltung der Erlebnisse dramatisch fördern sollen. Die Bezeichnung: „Katathym-imaginative Psychotherapie (KiP)" (ebd., S. 2) entstand 1992 und schließt das Katathyme Bilderleben als Beschreibung der imaginativen Prozesse und als zentralen Bestandteil des gesamten Verfahrens mit ein (Leuner & Wilke, 2005).

Konzeptuell stützt sich die KiP auf tiefenpsychologische Grundlagen. Dabei stehen die Inhalte der Tagträume oder Imaginationen des Patienten als Symbol für unbewusste Konflikte. „Die Kompromissbildung zwischen affekt-/triebhaften Impulsen und Abwehrvorgängen spiegelt aktuelle emotionale Probleme ebenso wider wie die in früheste Kindheit zurückreichende, genetische Wurzelformen der Konflikte" (ebd., S. 3). Leuner war im Übrigen stark von Jung beeinflusst.

Therapeutisches Vorgehen
Der technische Ablauf gestaltet sich durch Vorgaben des Therapeuten von bestimmten, aber nur schemenhaft formulierten Themen und Motiven, die vom Patienten imaginiert werden sollen. Tagtraumartig entstehen dann beim Patienten innere Bilder und Vorstellungen, die dem Therapeuten unmittelbar weitervermittelt werden. Der Therapeut kann diese Imaginationen leiten, strukturieren und auch dahingehend beeinflussen, dass sich der Patient in seinen Vorstellungen bestärkt, angeregt oder ermutigt fühlt. Als besonders bedeutsam erscheint dabei das empathische und behutsame Einfühlen in den Patienten, um ihn dialogisch in der Therapie begleiten zu können. In der KiP beeinflusst der Therapeut also erheblich mehr als in der Jung'schen Arbeit. Aber auch er hat zum Ziel, dem Patienten dabei behilflich zu sein, Zugang zu seinem Unbewussten mittels der Bilder zu bekommen.

Wie auch bei anderen psychodynamischen Verfahren werden die Imaginationen im Moment ihres Entstehens, sozusagen im „statu nascendi", dem Therapeuten verbal mitgeteilt.

Im Detail gliedert sich die Struktur in eine Grund-, Mittel- und Oberstufe. Jeder Stufe sind bestimmte Standardmotive zugeordnet, die dem Patienten als vages Vorstellungsmotiv vorgegeben werden. In der Grundstufe befinden sich die Motive:

1. „Wiese
2. Bachlauf
3. Berg
4. Haus
5. Waldrand" (Leuner, 1985, S. 64).

Diese Motive fördern den Einstieg und die Stabilisierung. Zudem haben sie übenden Charakter und erzeugen eine stabile Basis für die therapeutische Arbeit mit der Mittel- und Oberstufe. Das Vorstellungsmotiv der Wiese fungiert dabei häufig für den Einstieg in die jeweilige imaginative Übung. Der Berg kann u. a. dazu verhelfen, sich von einem hohen Punkt aus einen Überblick zu verschaffen, während das Haus dazu dienen kann, es imaginativ zu durchsuchen. Es werden durch diese Technik

„stabile reproduzierbare Verhältnisse zur Einleitung des Tagtraumes (...) [ge] schaffen" (ebd., S. 63). In der Mittelstufe kommen umfassendere und eindringlichere Motive zum Einsatz:

6. „Beziehungsperson
7. Sexualität (...)
8. Aggressivität (...)
9. Ich- Ideal" (ebd., S. 64).

Die Motive der Oberstufe werden in einer fortgeschrittenen Phase der Therapie verwendet:

10a. „Höhle
10b. Sumpfloch
11. Vulkan
12. Foliant" (ebd., S. 64).

Durch diese Leitmotive werden Konfliktkreise im Patienten ausgelöst und verdeutlichen sich in der Imagination oder dem Tagtraum. Jedes der Motive steht dabei für eine oder mehrere konfliktreiche Thematiken. Therapeutisch kommen Techniken der Assoziation, Übertragungsarbeit u. v. m. zur Anwendung (Leuner, 1985).

In der KiP wird Imagination sowohl im Sinne der freien, aber auch im Sinne der vorgegebenen Assoziation verwendet. Sie enthält eine Reihe von suggestive Elementen, ist daher von einem strikt psychoanalytischen Verfahren abzugrenzen. Einige Ähnlichkeiten mit der KiP bestehen bei *der Oberstufe des Autogenen Trainings* (AT, Thomas, 2006). Die hier verwendeten Motive sind:

- Farbe
- Kerze
- Haus der Kindheit
- Reise auf den Meeresgrund
- Reise auf die Bergeshöhe.

Das auftauchende Material kann ähnlich wie in der KiP nach psychodynamischen Grundsätzen gedeutet werden.

Die Arbeit mit vorgegeben Motiven ermöglicht es den TherapeutInnen, den therapeutischen Prozess zu beeinflussen, der Nachteil daran kann sein, dass mit dem Eigenen der PatientInnen weniger gearbeitet wird bzw. nur indirekt.

Die Motive der Oberstufe der KiP und des AT laden teilweise sehr stark zur Regression ein, so dass sehr genau geprüft werden muss, ob PatientInnen dafür geeignet sind, will heißen, über ausreichende Ichstärke verfügen.

6.2.3 Psychodynamisch Imaginative Traumatherapie (PITT) nach Reddemann

In der PITT werden eher psychodynamische mit eher kognitiven Strategien verbunden, je nachdem, was PatientInnen gerade benötigen. Während die Arbeit nach Jung und die KiP vorwiegend darauf abzielen, im Unbewussten liegende Konflikte mit Hilfe von Vorstellungsbildern aufzudecken und zu lösen, wird bei der PITT viel Wert auf integrative Prozesse gelegt, durch welche es schon innerhalb der Imagination und häufig auch ausschließlich durch den Prozess der Imagination möglich wird, Konflikte zu lösen, vor allem aber traumatische Erfahrungen zu mildern oder wenn möglich sogar zu heilen. In der PITT wechseln sich vom Gehirn her betrachtet „button up"- und „top down"-Prozesse je nach Bedürfnis der PatientInnen ab, d.h. hier richtet sich der Therapeut/die Therapeutin nach der Ichstärke der PatientInnen.

Fallbeispiel:

Eine 30-jährige Patientin ist in Therapie gekommen, weil sie unter den Folgen sexualisierter Gewalt in der Kindheit erheblich leidet. Ihr aktuelles Leben meistert sie beruflich hervorragend, jedoch misslingen ihr immer wieder Beziehungen. Bei Aufnahme der Therapie lebt sie allein und leidet darunter sehr. Sie berichtet davon, dass ihr in der Kindheit eine freundlich zugewandte Nachbarin, später eine Lehrerin sehr geholfen hätten, aber Männern gegenüber sei sie extrem misstrauisch. Als weitere Ressourcen gibt sie an, dass sie schon als Kind viel taggeträumt habe; so habe sie sich vorgestellt, dass ihre Eltern nicht ihre richtigen Eltern wären und dass ihre richtigen Eltern sie eines Tages finden und in die Arme schließen würden. Das habe ihr oft geholfen. In der Pubertät habe sie diesen Traum aufgegeben und erkannt, dass sich der Traum nicht erfüllen könne.

Die Therapeutin fragt, ob sich die Patientin schon einmal klargemacht habe, dass es einen Unterschied zwischen innerer und äußerer Welt gebe. Die Therapeutin sei der Meinung, dass es sehr klug von dem Mädchen gewesen sei, sich in der inneren Welt diese guten Eltern vorzustellen, und dass einem die innere Welt Kraft geben könne, mit den Belastungen der äußeren Welt zurechtzukommen, so wie es ja bei ihr auch der Fall gewesen sei. Das macht die Patientin nachdenklich und sie wirkt auch erleichtert, dass die Tagträume wohl doch nicht „verrückt" waren. Die Therapeutin fragt sie, was sie davon halte, das Motiv der ganz und gar guten Eltern wieder aufzugreifen. Es handle sich hierbei um einen sogenannten Archetyp, also etwas, was im Unbewussten vieler Menschen vorkomme und durchaus in der Lage sei, ihnen Halt und Geborgenheit in der Phantasie zu vermitteln. Die Schöpfungen in der Phantasie wiederum könnten helfen, mit den Herausforderungen auch des erwachsenen Lebens besser klarzukommen. Diese „idealen Eltern" könnten so etwas wie Helfer und Tröster in allen Lebenslagen werden, wenn die Patientin wolle.

Im weiteren Verlauf konnte die Patientin viele Konflikte mit ihren idealen Eltern besprechen, sich ihnen anvertrauen, d.h. sie tat das zunehmend auch außerhalb der Therapiestunden. Sie bat die idealen Eltern um Rat und fühlte sich von ihnen ermutigt und getröstet. Nach längerer Zeit konnte sie sagen, „eigentlich bin ich das ja alles", was die Therapeutin zustimmend bejahte. Das Selbstvertrauen und daraus resultierend die Ichstärke (Selbstwirksamkeit) der Patientin nahmen zu. Sie entwickelte Vorstellungen darüber, wie sie ihr Misstrauen gegenüber Männern etwas zurückstellen und ein wenig mehr zu vertrauen üben wollte. Sie stellte sich vor, dass die idealen Eltern bei ihr wären, als sie sich wieder auf einen Mann einließ. Sie ließ sich von ihnen beraten, bis sie schließlich der Meinung war, nun könne sie sich mal alleine mit dem Mann verabreden. Da sie über eine sehr lebhafte Vorstellungskraft seit Kindertagen verfügte sowie große Ichstärke besaß, erschien es nicht erforderlich, mit ihr in der Therapie auch die Begegnungen mit dem Mann imaginativ durchzuspielen, was in anderen Fällen im Sinne von Probehandeln sinnvoll gewesen wäre.

Die Psychodynamisch Imaginative Traumatherapie (PITT) wurde von Reddemann entwickelt, um vor allem PatientInnen zu behandeln, die an traumabedingten komplexen Störungen leiden. Auf der Basis von Konzepten der angewandten Psychoanalyse finden einige Strategien der kognitiven Verhaltenstherapie, der Achtsamkeitsmeditation und in breiter Form imaginative Techniken Anwendung. Das zugrunde liegende Menschenbild ist von der Vorstellung geprägt, dass jeder Mensch über Selbstheilungskompetenzen und selbstregulative Fähigkeiten verfügt (Reddemann, 2001).

Das Leitprinzip der Selbstheilungskompetenzen und Selbstregulierung versteht sich dabei als eine Art Philosophie, die die Arbeit der Therapeutin/des Therapeuten ganzheitlich begleitet. Bei jedem der Behandlungsschritte wird darauf geachtet, die vorhandenen Ressourcen einer Person gänzlich auszuschöpfen und damit deren Resilienz zu stärken. Damit kann sich nicht nur kurzfristig der Therapieerfolg erhöhen, sondern ermöglicht den PatientInnen auch nach Therapieabschluss, ihre Kompetenzen der Selbstheilung für ihre seelische Gesundheit weiter zu gebrauchen.

Vor dem gezielten Einsatz von Imaginationen haben mich (L.R.) PatientInnen immer wieder gefragt: „Und was kann ich denn jetzt alleine zu Hause machen?" Ich war damals ratlos. Heute lade ich die PatientInnen ein, die Bilder, die sie als heilsam verstehen, häufig anzuwenden. Diese Einladung nutzt also das Prinzip des Übergangsobjektes.

Die ressourcenorientierte Arbeit ist geprägt vom Prinzip des *beidäugigen Sehens* (Fürstenau, 2007) und dem Bewusstsein für *Polarität*. Es geht dabei darum, sich nicht ausschließlich mit der Leidensgeschichte eines Menschen zu beschäftigen, sondern ein ebenso großes Augenmerk darauf zu legen, welche gesunden Potentiale eine Person mitbringt, was bedeutet, sich auch und insbesondere für deren *Widerstandsgeschichte* zu interessieren.

Im Sinne des *Prinzips der Polarität* soll immer wieder ein Perspektivenwechsel durch die betroffene Person vorgenommen werden. Seelisch gesunde Menschen sind sich der Polarität und damit Ganzheit von Freud- und Leidvollem bewusst (Reddemann, 2011a, S. 18), während seelisch erkrankte Menschen häufig nur das Leidvolle sehen. Mit Hilfe der Ressourcenaktivierung eines jeden Patienten oder einer jeden Patientin soll das Bewusstsein für die Polarität gefördert werden. In diesem Zusammenhang kann man Winnicott folgend sogar einen Zusammenbruch positiv nützen, wenn man erkennt, welchen Platz er in der Tendenz des Patienten zur Selbstheilung hat, und ihn praktisch verwerten (Reddemann, 2011a, S. 21).

Dissoziation kann z. B. vor *Affektüberflutung* schützen. Dissoziation wird im Sinne einer Distanzierung genutzt, wodurch Kontrolle über Gefühlsüberflutungen erlangt werden kann. Dies wiederum hat zu Folge, dass nach und nach mehr Gefühle gespürt werden können.

Innerhalb der Achtsamkeits- und imaginativen Übungen der PITT wird das Distanzieren als Ressource verwendet. „Den inneren Beobachter kennen lernen" (s. Reddemann, 2011a) ist eine Achtsamkeitsübung, die es ermöglicht, sich von traumatischen Erfahrungen und überwältigenden Gefühlen zu distanzieren, wodurch die PatientInnen sich stabilisieren können. Diese Übung kann ebenfalls zur Psychohygiene für TherapeutInnen dienen, indem sie durch den inneren Beobachter zwischen den eigenen und den von PatientInnen übertragenen Gefühlen genauer unterscheiden lernen und sich dadurch von Erzählungen und den damit verbundenen Schreckensbildern distanzieren können. Sich selbst beobachten zu können, ist eine Fähigkeit (Ressource) des Menschen, die durch einen Prozess des Sich-Bewusstwerdens wirksamer werden kann. „Die Beobachter-Technik" (ebd., S. 205ff.) wird zur *Traumakonfrontation* genutzt und hilft, die PatientInnen vor einer *Retraumatisierung* zu schützen und trotzdem das Erlebte zu integrieren. Dissoziative Fähigkeiten oder auch „Fähigkeit zur Trennung bzw. Separation unterschiedlicher (innerer) Anteile" können auch innerhalb des *Konzeptes der Ego States*, das für die PITT grundlegend ist, verwendet werden. Angelehnt an das *Ego-States-Konzept* von Paul Federn und der später ausformulierten *Ego-State-Therapie* von Watkins (s. weiter unten) werden die verschiedenen States für imaginative Arbeit verwendet (Reddemann, 2011a). Das Modell der Ego States „nutzt, sowohl aus der Psychoanalyse das Konzept der Übertragung wie aus der Hypnotherapie die Vorstellung verschiedener Teile, die miteinander kommunizieren und kooperieren können, sowie die Möglichkeit, durch bildhaftes Erleben Veränderung zu bewirken" (ebd., S. 116). In diesem Modell werden verschiedene Ichs oder Anteile, die ganz unterschiedlicher Art sein können, angenommen.

Prinzip Nachbeelterung

In der PITT werden vor allem Elemente der Modelle verwendet, die mit kindlichen und/oder verletzten inneren Teilen arbeiten, aber auch mit inneren destruktiven *Introjekten* oder *verletzenden Teilen*. Verschiedene innere Teile abzuspalten, gehört im Rahmen traumatischer Erfahrungen zu dissoziativen und damit schützenden Prozessen. In der Therapie soll nun vor allem mit den inneren verletzten (oft kindlichen) Teilen gearbeitet werden, wodurch von PatientInnen beschriebene aktuelle Konflikte, also die des erwachsenen Ichs, häufig gelöst werden können. Nicht selten entstehen ja seelische Verletzungen und seelische Konflikte in Kindheit und Jugend, die bis zum Erwachsenenalter nicht geheilt oder gelöst werden konnten. Häufig ist das den jeweiligen Personen gar nicht bewusst, weshalb sie auch nicht verstehen, warum sie in manchen Situationen reagieren, wie sie reagieren (Reddemann, 2011a).

In der Therapie können solche kindlichen oder verletzten Anteile erkennbar werden, wenn beobachtet werden kann, dass starke „Gefühle nicht zu dem Verhalten einer erwachsenen Person zu passen scheinen" (ebd., S. 72). Im Therapieprozess kann die heutige erwachsene Person sich dann in der Imagination den inneren kindlichen, jüngeren, verletzten Ichs *mitfühlend* zuwenden und ihnen helfen, indem sie versorgt und getröstet werden. Hier werden die Ressourcen der PatientInnen angesprochen und somit die *Selbstheilungskompetenzen* aktiviert. Diese Art von Hilfe ist situationsbedingt und daher sehr individuell. Beispielsweise könnte ein Erwachsenen-Ich sein verletztes inneres Ich aus einer Situation, die es als sehr traumatisierend erlebt hat, herausführen und an einen sicheren Ort bringen. Dabei kann das verletzte Ich nun getröstet und geschützt werden. In der Imagination kann also all das gemacht und nachgeholt werden, was das verletzte Ich nach der Situation des Verletztwerdens gebraucht hätte. Durch diese Imagination kann das verletzte Ich in seinen Bedürfnissen befriedigt werden und sorgt beim erwachsenen Ich nicht mehr für unangepasstes, eher einem Kind entsprechendes Verhalten. Der innere Konflikt kann somit im Optimalfall gelöst werden und die Verletzung langsam heilen. Bilder des *inneren sicheren Ortes* oder von *hilfreichen Wesen* bieten dabei eine konstruktive Unterstützung.

Auf der *inneren Bühne* können imaginativ mehrere Ichs zusammenkommen und sich gegenseitig helfen. Ebenso werden destruktive Introjekte oder sogenannte verletzende Anteile identifiziert und integriert. Die Imagination eines *inneren Teams* hat dabei beratenden und reflektierenden Charakter. Die in der PITT verwendeten Imaginationen sind zahlreich und können konstruktiv miteinander verknüpft werden (Reddemann, 2011a).

Verschiedene Ichs benötigen je nach Behandlungsphase unterschiedlichen Umgang. In der Stabilisierungsphase sollten möglichst alle verletzten Ichs stabilisiert werden, will sagen (L.R.), dass sie alle in der Vorstellung in Sicherheit gebracht und getröstet werden. Die PITT folgt drei Behandlungsphasen (angelehnt an das Modell von Janet Herman, 2010) mit *prozessorientiertem* Charakter: die Phase der *Stabilisierung*, die Phase der *Konfrontation* und schließlich die *Integrationsphase*. In allen Phasen kann die Nutzung imaginativer Arbeit stattfinden. Wie oben schon erwähnt wird im Sinne der *Prozessorientierung* darauf geachtet, dass die Imaginationen der jeweiligen Phase und dem Prozess angemessen gestaltet werden (Reddemann, 2011a).

Auch der Körper wird in die Psychodynamisch Imaginative Traumatherapie integriert. Imagination ist sehr geeignet, den Körper in die therapeutische Arbeit mit einzubeziehen, ohne dass der Körper berührt werden muss, was ja für Menschen, die in zwischenmenschlichen Beziehungen traumatisiert wurden, oft ein Problem darstellen würde (Reddemann, 2003, S. 6). So wird z. B. sehr häufig zu einer Imagination angeregt, dass das erwachsene Ich bzw. hilfreiche Wesen den verletzten inneren Teil tröstend in den Arm nehmen.

Da Imaginationen starke Auswirkungen auf den Körper haben können, ist das achtsame Wahrnehmen körperlicher Befindlichkeit eine wichtige Komponente in der Therapie (Reddemann, 2003).

6.2.4 Nutzung von Imaginationen im Sinne „innerer Vielheit"

Etwa zeitgleich mit Assagioli (2010) schlug C.G. Jung seine Komplextheorie vor. Dabei geht es um Teilpersönlichkeiten – Jung spricht von „kleinen Persönlichkeiten" –, die quasi ein Eigenleben führen und häufig unbewusst sind. In den letzten Jahren haben sich diese Modelle vor allem in der Traumatherapie durchgesetzt. Dabei wird häufig der Begriff „Ego-State"-Therapie verwendet und sich auf Paul Federn bezogen. Federn (1952) hatte Jung folgend sich ebenfalls für Teilpersönlichkeiten interessiert und diese „Ego States" genannt. John Watkins (Watkins & Watkins, 2003) hat dann ein konsistentes Modell der Ego-State-Therapie entwickelt. Daneben gibt es Modelle, die von der Vorstellung eines inneren Theaters (V. Satir) oder einer inneren Familie ausgehen (R. Schwartz), letzteres Modell nimmt stärker Bezug auf Vorstellungen aus der Systemischen Therapie, jedoch bezieht sich Schwartz auch explizit auf C.G. Jung.

In allen Therapiekonzepten geht es um die Vorstellung innerer Vielheit, der mit Konzepten von einem Ich weniger gut begegnet werden kann als mit Konzepten von „vielen Ichs". In der Verhaltenstherapie wird ein ähnliches Modell auch von der Schematherapie genutzt. Die Idee innerer Vielheit führte Jung u. a. zu der Möglichkeit, Träume „subjektstufig" zu deuten. Das bedeutet, dass jede Figur im Traum als ein Teil des Selbst betrachtet wird, mit dem das Ich in Kontakt gehen kann. Ähnliches gilt auch für die Deutung von Märchen.

In der Ego-State-Therapie werden Ego States unterschieden, die durch Entwicklung entstanden sind (z. B. „das Kind im Mann"), solche, die durch Introjektion – also Verinnerlichungsprozesse – bedingt sind (z. B. „wenn ich in den Spiegel schaue, wenn ich ärgerlich bin, sehe ich meine Mutter"), und Ego States, die aus Not in traumatischen Situationen geboren wurden und vom Ich ferngehalten werden (es ist die Rede, diese Teile seien „wie eingefroren in der traumatischen Situation"; sie entwickeln sich nicht weiter in Zeit und Raum).

Auch in der Hypnotherapie gibt es das Konzept von Teilpersönlichkeiten.

Das Ego-State-Modell sowie die Idee einer „inneren Bühne" finden z. B. in der PITT Anwendung (s. weiter oben).

Das Konzept von Schwartz von der „inneren Familie", das von Tom Holmes (2010) abgewandelt wurde, beruht teilweise auf Vorstellungen aus der buddhistischen Psychologie, wonach wir über ein Speicherbewusstsein verfügen, aus dem innere Figuren ins Bewusstsein gelangen. Dieses Konzept hat durchaus Ähnlichkeiten mit dem Konzept des Unbewussten, weshalb wir die Arbeit von Schwartz und Holmes hier unter den psychodynamischen Konzepten subsumieren.

Sich die eigene Innenwelt wie ein Theater, eine Bühne, ein Haus vorzustellen, wo es viele verschiedene Gestalten gibt, mit denen es gilt, in Kontakt zu kommen, hat aus unserer Sicht viele Vorteile gegenüber der Vorstellung des einen Ich. Übrigens hat der persische Dichter Rumi hierüber bereits im 13. Jahrhundert ein Gedicht geschrieben, das in diesem Zusammenhang immer wieder zitiert wird und das wir hier ebenfalls zitieren möchten, weil es aus unserer Sicht verdeutlicht, worum es bei der Nutzung dieser Vorstellung eines „Gasthauses" gehen kann. Wir laden Sie ein, dass Sie beim Lesen sich Ihre verschiedenen inneren „Gäste" ein wenig vorzustellen versuchen. Hier das Gedicht (verfügbar unter:http://www. ganzheitliche-gesundheit.info/index.php?main=seele&sub=rumi [17.07.2012]:

Dies Menschsein ist ein Gästehaus.
An jedem Morgen eine neue Ankunft.
Eine Freude, eine Melancholie, eine Niedertracht,
ein kurzes Gewahrsein
kommen als unerwarteter Besuch.
Heiß sie willkommen und nimm alle auf!
Und seien sie auch eine Horde von Sorgen,
die mit Gewalt das Haus durchfegen,
der Einrichtung berauben,
auch dann, geh redlich mit jedem Gast um.
Vielleicht räumt er Dich frei
für eine neue Wonne.
Den dunklen Gedanken, die Scham, die Tücke
begrüße sie an der Türe, lachend,
und bitte sie herein.
Sei dankbar für jeden, der kommt,
weil jeder geschickt ist
als ein Wegweiser vom Jenseits.

7

Schlussfolgerungen

Unsere Ausführungen über die Bedeutsamkeit der Imagination als Ressource sollten verdeutlichen, dass Imagination und Vorstellungskraft sehr vielfältig genutzt werden können. Dabei erscheint es weniger wichtig, auf welche Weise diese Ressource in der therapeutischen Arbeit verwendet wird. Viel bedeutender erscheint der persönliche Zugang des Patienten oder der Patientin. Schmid (2010) drückt das wie folgt aus:

„Selbstverständlich kann jedes Behandlungsverfahren zur Anwendung kommen, sofern der Patient dieses als unterstützend für den Heilungsprozess qualifiziert" (ebd., S. 119).

Aus unserer Sicht hängen Selbstwirksamkeit und „sense of coherence" mehr mit Imaginationen, welche als Ressource genutzt werden können, zusammen, als dies in der diesbezüglichen Literatur bisher zum Ausdruck gebracht wird. Uns sind diese Konstrukte vor allem deshalb wichtig, weil sie sehr viel mit Vorstellungskraft zu tun haben.

Zusammenfassend kommen wir zu folgenden Schlüssen:

1. Ressourcenorientiertes psychotherapeutisches Arbeiten bedeutet selbstwirksame, selbstverantwortliche und selbstheilende Kräfte in PatientInnen zu aktivieren, aber auch deren Widerstandsfähigkeit zu fördern. Dies bezieht sich im Sinne eines ganzheitlichen Verständnisses auf die psychische und physische Gesundheit einer Person. Es ist deutlich geworden, dass unterschiedlichste Merkmale einer Person als Ressource dienen können. Wir haben uns bemüht, die bedeutsame Leistung der Ressourcen Imagination, Selbstwirksamkeit und „sense of coherence" herauszuarbeiten. Ebenso wurde ersichtlich, dass alle vorgestellten Ressourcen unmittelbar miteinander verknüpft sind und sich gegenseitig beeinflussen können.

2. In den obigen Kapiteln wurden unterschiedliche psychotherapeutische Verfahren vorgestellt, in denen mit Imaginationen gearbeitet wird. In allen verhaltenstherapeutischen Verfahren lässt sich eine Form der kognitiven Umstrukturierung im Sinne einer Erhöhung der Selbstwirksamkeitserwartung finden, was die Möglichkeiten und Spannbreite dieser Ressourcen veranschaulicht. Bei der Methode der kognitiven Probe, innerhalb der Systematischen Desensibilisierung

und der ISI-Technik werden neue Handlungen in der Imagination eingeübt und ausprobiert, zudem problematische Kognitionen umstrukturiert, wodurch auch problembehaftetes Verhalten bewältigt werden kann. Dadurch entstehen neue Attributionen, Bewertungen und Einschätzungen bezüglich der eigenen Person. In Folge dessen steigt die Selbstwirksamkeit, da neue positive Kompetenz- und Konsequenzerfahrungen gelernt werden.

In den vorgestellten psychodynamischen Therapieverfahren lassen sich Umstrukturierungen im Sinne einer Erhöhung der Ichstärke belegen, die eng mit dem Begriff der Selbstwirksamkeit zusammenhängen. In der aktiven Imagination nach Jung entwickelt sich Selbstwirksamkeit vor allem über einen verbesserten Zugang zum Unbewussten und Nutzung der inneren Weisheit. In der PITT wird von ähnlichen psychodynamischen Prämissen ausgegangen, jedoch wird mehr Wert darauf gelegt, dass neben der Konfliktlösung in der Imagination, Kontrolle wiedererlangt und ein Perspektivenwechsel vorgenommen werden können. Dies gilt insbesondere für traumatische unbewältigte Erfahrungen. Darüber hinaus haben die Imaginationen auch protektiven Charakter und dienen der mitfühlenden Nachbeelterung. Resilienz im Sinne von mehr Selbstwirksamkeit kann also durch unterschiedliche mit imaginativen Verfahren arbeitende Therapiemethoden gesteigert werden.

3. Von besonderem Interesse waren für uns zukunftsorientierte Imaginationen. Innerhalb der Systematischen Desensibilisierung wird eine zukünftige, ursprünglich Angst auslösende, aber in der Vorstellung dennoch bewältigte Situation imaginiert. Die ISI-Technik lässt PatientInnen imaginativ ein ideales Selbstbild erschaffen, um schrittweise zu erwünschten therapeutischen Zielen zu gelangen.

Innerhalb der kognitiven Umstrukturierung sollen Problembewältigungen in der Zukunft vorgestellt werden. Der Aspekt der Reflexion wird dabei allerdings weitestgehend vernachlässigt. Lediglich bei der ISI-Technik kann ein reflektierender Charakter festgestellt werden. Hierbei sollen positive Erlebnisse aus der Vergangenheit vorgestellt und das damit verbundene positive Gefühl auf zukünftige Erfahrungen verschoben werden. In den kognitiven Ansätzen von Beck und Ellis wird weder das Thema Zukunft noch Reflexion direkt in den Behandlungsprozess einbezogen. Es werden zwar im Sinne einer Reflexion unangemessene Bewertungen und Überzeugungen aufgerollt, aber es wird nicht im Sinne einer vergleichenden Reflexion mit positiven Erlebnissen und Gefühlen vorgegangen. Bei den psychodynamischen Ansätzen geht es häufig um progressionsorientierte und auf Zukunft hin gerichtete Lösungen im Sinne eines Probehandelns. Diese Imaginationen können hier wiederum im Rahmen des Konzepts Ich-Stärkung im Sinne von Selbstmitgefühl eingeordnet werden.

4. Die Ergebnisse der erwähnten Studien zeigen, dass reflektierende Vorstellungen von positiven Erlebnissen oder bewältigten Situationen sehr Kraft spendende Effekte erzielen können. Auch die positive Korrelation mit Selbstwirksamkeitserwartung lässt diese Form der Imagination als empfehlenswert erscheinen.

5. Die in Kapitel 5 beschriebene Studie zum Zusammenhang von Imagination und Selbstwirksamkeit hat gezeigt, wie unterschiedlich Imaginationen von psychisch erkrankten und psychisch gesunden Personen erscheinen können. Es konnte ebenso gezeigt werden, dass psychisch Gesunde dieser Studie eine deutliche höhere Selbstwirksamkeitserwartung aufweisen und sich auch inhaltlich von den Imaginationen und Vorstellungen der psychisch Erkrankten unterscheiden. Die Imaginationen mit den Themen Zukunft und Reflexion stellen sich dabei als höchst selbstwirksamkeitsfördernd dar, weshalb eine diesbezügliche Ressourcenaktivierung bei psychisch Kranken indiziert erscheint. Die imaginative Übung des inneren Teams macht diese Form der reflektierenden und zukunftsorientierten Ressourcenaktivierung möglich.
Auch die Studie von Grütters (2010) unterstreicht die Wirksamkeit der Übung des inneren Teams. Die Autorin betont die Wirkung des Perspektivenwechsels beim Problemlösen und verweist auf die Ressourcenausschöpfung durch die Fähigkeit, sich imaginativ selbst zu beraten.
Auch alte Menschen profitieren von Imaginationen. Dies zeigt sich in einer Studie von Kindermann (2012). Insbesondere solche mit einer Traumageschichte erleben die Imaginationsübung „Gepäck ablegen" als hilfreich, häufig verbunden mit der Imagination des sicheren Ortes.

Konsequenzen

Für uns ergeben sich folgende Konsequenzen für die angewandte Psychotherapie: Die vorgestellten Studien und Beispiele zur Arbeit mit Imagination in den unterschiedlichen Bereichen verdeutlichen die Bedeutsamkeit und die Alltäglichkeit der Ressource Imagination in allen Altersstufen und Kontexten. Der Perspektivenwechsel qua Imagination erscheint als besonders wichtiges Merkmal bei Problemlösungsprozessen.

Imaginative Arbeit mit alten Menschen ist ein weiteres neues Feld, hier erscheinen insbesondere die imaginativen Übungen des sicheren Ortes und der des Gepäck-Ablegens eine hohe Wirksamkeit in der Arbeit und Betreuung älterer Menschen aufzuweisen, da sie nicht nur die emotionale Befindlichkeit, sondern auch das Schmerzerleben verbessern können.

Für die Praxis bedeuten die von uns beschriebenen Erfahrungen und Ergebnisse von Studien, dass imaginative Therapie als elementar angesehen werden und in vielen therapeutischen Kontexten indiziert sein kann.

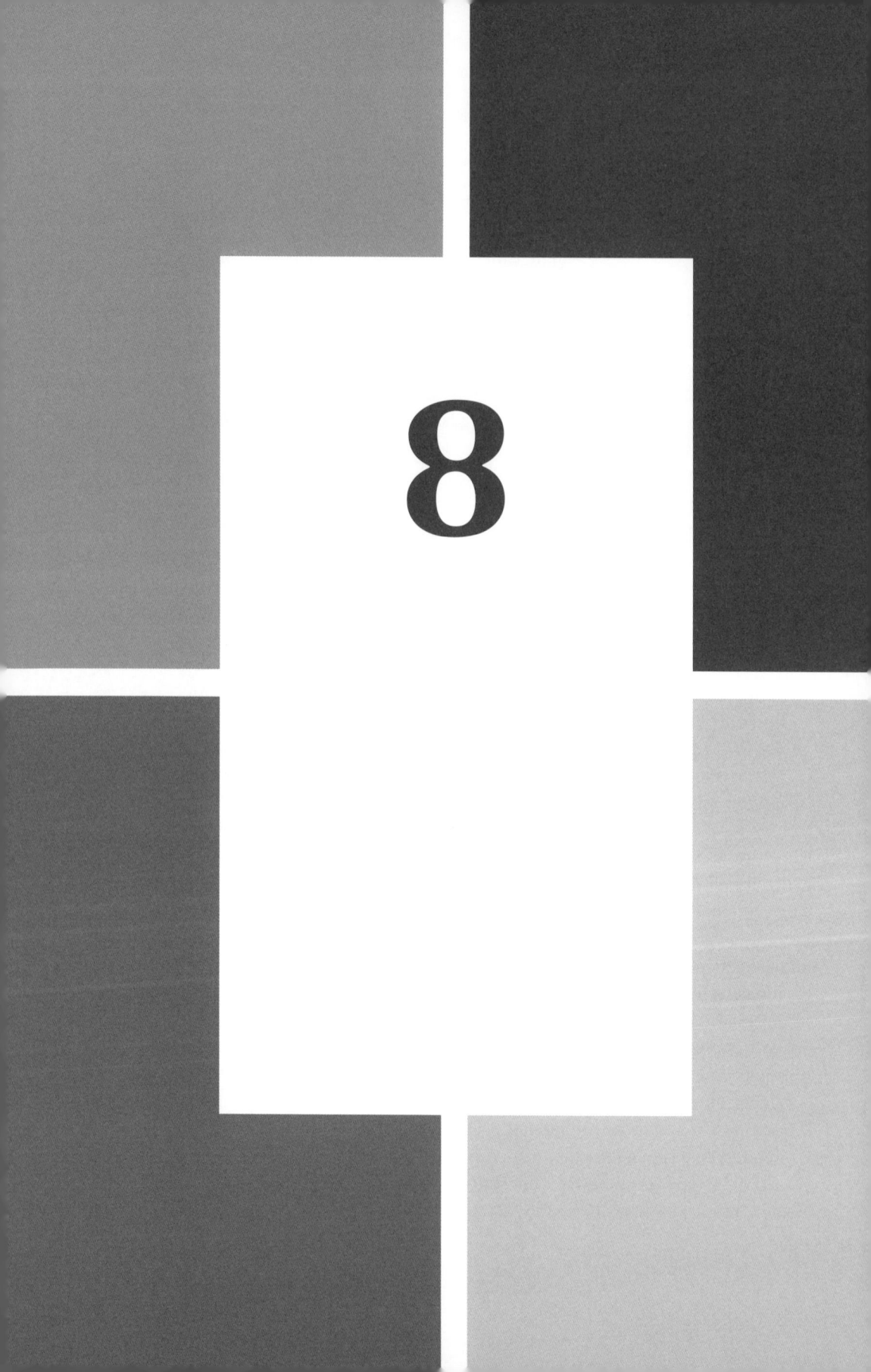

8

Literatur

Achterberg, J. (1990). *Gedanken heilen. Die Kraft der Imagination. Grundlagen einer neuen Medizin.* Reinbek: Rowohlt.

Adler, A. (2001). *Kindererziehung.* Frankfurt a. M.: Fischer.

Antonovsky, A. (1997). *Salutogenese. Zur Entmystifizierung der Gesundheit.* Tübingen: dgvt-Verlag.

Assagioli, R. (2010). *Psychosynthese.* Rümlang: Nawo.

Ausländer, R. (1984). *Im Aschenregen die Spur deinen Namens.* In Gesammelte Werke in acht Bänden, hrsg. von H. Braun, Bd. 4. Frankfurt a. M.: Fischer.

Balint, M. (1984). *Der Arzt, sein Patient und die Krankheit.* Stuttgart: Klett-Cotta.

Bandura, A. (1997). *Self- Efficacy. The Exercise of Control.* New York: Freeman.

Baumann, P. (2002). Menschenwürde und das Bedürfnis nach Respekt. In R. Stoecker (Hrsg.), *Menschenwürde. Annäherung an einen Begriff* (S. 19–34). Wien: öbv&hpt.

Beck, J.S. (1999). *Praxis der Kognitiven Therapie.* Weinheim: Beltz.

Benedetti, F. (2011). *The Patient's Brain: The neuroscience behind the doctor-patient relationship.* New York: Oxford University Press.

Bonanno, G.A. (2004). Loss, trauma, and human resilience: Have we underestimated the human capacity to thrive after extremely aversive events? *American Psychologist, 59,* 20–28.

Boss, P. (2008). *Verlust, Trauma und Resilienz. Die therapeutische Arbeit mit dem „uneindeutigen Verlust".* Stuttgart: Klett-Cotta.

Briendl, L. (2008). *Bilder als Sprache der Seele: Sich selbst entdecken durch Malen und Gestalten.* Düsseldorf: Patmos.

De Shazer, S. (2000). *Wege der erfolgreichen Kurztherapie* (7. Aufl.). Stuttgart: Klett-Cotta.

Derbyshire, St.W.G., Whalley, M.G., Stenger, V.A. & Oakley, D.A. (2004). Cerebral activation during hypnotically induced and imagined pain. *Neuroimage, 23,* 392–401.

Dobeneck, L. von (2006). *Gottverlassenheit. Vortrag zum 100. Geburtstag Dietrich Bonhoeffers.* Dietrich-Bonhoeffer-Kirche, Tübingen, 4.2.2006.

Domin, H. (1987). *Gesammelte Gedichte.* Frankfurt a. M.: Fischer.

Ellis, A. (1977). *Die rational-emotive Therapie. Das innere Selbstgespräch bei seelischen Problemen und seine Veränderung.* München: Pfeiffer.

Emmelkamp, P. & van Oppen, P. (2000). *Zwangsstörungen.* Göttingen: Hogrefe.

Faltermaier, T. (2005). *Gesundheitspsychologie.* Kohlhammer: Stuttgart.

Federn, P. (1952). *Ego Psychology and the Psychosis.* New York: Basic Books.

Fiedler, P. (2004). Ressourcenorientierte Psychotherapie bei Persönlichkeitsstörungen. *Psychotherapeutenjournal, 3* (1), 4–12.

Fiedler, P. (2011). Ressourcenorientierte Psychotherapie. In R. Frank (Hrsg.), *Therapieziel Wohlbefinden* (S. 20–30). Berlin/Heidelberg: Springer.

Flückiger, Ch. & Wüsten, G. (2008). *Ressourcenaktivierung. Ein Manual für die Praxis.* Bern: Hans Huber.

Fredrickson, B. (2009). *Positivity.* New York: Crown Publishers.

Freud, S. (1911). *Formulierungen über zwei Principien des psychischen Geschehens.* In Ders., Gesammelte Werke, Bd. VIII (S. 230–238). London: Imago.

Freud, S. (1914). *Zur Geschichte der psychoanalytischen Bewegung.* In Ders., Gesammelte Werke, Bd. X (S. 41–113). London: Imago.

Fürstenau, P. (2007). *Psychoanalytisch verstehen – Systemisch denken – Suggestiv intervenieren.* Stuttgart: Klett-Cotta.

Goethe, J.W. (1993). *Dramen 1791–1832,* in Sämtliche Werke in 40 Bänden, Band 6, hrsg. v. D. Borchmeyer & P. Huber. Frankfurt a. M.: Deutscher Klassiker Verlag.

Grawe, K. (2000). *Psychologische Therapie.* Göttingen: Hogrefe.

Grawe, K. (2004). *Neuropsychotherapie.* Bern: Huber.

Grawe, K., Donati, R. & Bernauer F. (1995). *Psychotherapie im Wandel. Von der Konfession zur Profession.* Göttingen/Bern/Toronto/Seattle: Hogrefe.

Grütters, A. (2010). *Hat die imaginative Übung des „inneren Teams" einen Effekt auf aktuelle Entscheidungsfragen bei StudentInnen und wenn ja, welchen?* Diplomarbeit. Universität Klagenfurt.

Häuser, W., Hansen, E. & Enck, P. (2012). Nocebo phenomena in medicine: their relevance in everyday clinical practice. *Dtsch Arzteblatt Int, 109* (26), 459–465. DOI 10.3238/arztebl.2012.0459

Hautzinger, M. (2006). Kognitive Verfahren. In A. Batra, R. Wassmann & G. Buchkremer (Hrsg.), *Verhaltentherapie. Grundlagen – Methoden – Anwendungsgebiete* (S. 125–132). Stuttgart: Thieme.

Hautzinger, M. (2007). Verhaltenstherapie und kognitive Therapie. In Ch. Reimer, J. Eckert, M. Hautzinger & E. Wilke (Hrsg.), *Psychotherapie. Ein Lehrbuch für Ärzte und Psychologen* (S. 167–225). Heidelberg: Springer.

Herkner, W. (1991). *Lehrbuch Sozialpsychologie.* Bern: Hans Huber.

Herman, J. (2010). *Die Narben der Gewalt. Traumatische Erfahrungen verstehen und überwinden.* Paderborn: Junfermann.

Höfer, R. (2000). *Jugend, Gesundheit und Identität. Studien zum Kohärenzgefühl.* Opladen: Leske + Budrich.

Hoffmann, S.O. (2000). Psychodynamische Therapie und Psychodynamische Verfahren. Ein Plädoyer für die Übernahme eines einheitlichen und international gebräuchlichen Begriffs. *Psychotherapeut, 45*, 52–54.

Holmes, T. (2010). *Reisen in die Innenwelt.* München: Kösel.

Hüther, G. (2010). *Die Macht der inneren Bilder.* Göttingen: Vandenhoeck & Ruprecht.

Hüther, G. (2011). *Was wir sind und was wir sein könnten.* Frankfurt a. M.: Fischer.

Jerusalem, M. (1990). *Persönliche Ressourcen, Vulnerabilität und Streßerleben.* Göttingen/ Toronto/Zürich: Hogrefe.

Kaléko, M. (1977). *In meinen Träumen läutet es Sturm.* Gedichte und Epigramme aus dem Nachlaß, hrsg. v. G. Zoch-Westphal. München: dtv.

Kast, V. (1995). *Imagination als Raum der Freiheit.* München: dtv.

Kast, V. (2012). *Imagination. Zugänge zu inneren Ressourcen finden.* Ostfildern: Patmos.

Keefe, F.J., Buffington, A.L.H., Studts, J.L., Smith, S.J., Gibson, J. & Caldwell, D.S. (2002). Recent Advances and Future Directions in the Biopsychosocial Assessment and Treatment of Arthritis. *Journal of Consulting and Clinical Psychology, 70,* 640–655.

Kindermann, L.-S. (2012). *Eine einzelfallorientierte Interventionsstudie zur Wirkung imaginativer Übungen bei pflegebedürftigen alten Menschen. Quantitative und qualitative Analysen.* Diplomarbeit. Universität Klagenfurt.

Kirn, Th. (2008). Imagination und kognitive Probe. In M. Linden & M. Hautziger (Hrsg.), *Verhaltenstherapiemanual* (S. 199–204). Heidelberg: Springer.

Kirn, Th., Echelmeyer, L. & Engberding, M. (2009). *Imagination in der Verhaltenstherapie.* Heidelberg: Springer.

Krampen, G. (1989). Diagnostik von Attributionen und Kontrollüberzeugungen: Theorien, Geschichte, Probleme. In G. Krampen (Hrsg.), *Diagnostik von Attributionen und Kontrollüberzeugungen* (S. 3–16). Göttingen: Hogrefe.

Lavant, Ch. (1962). *Der Pfauenschrei. Gedichte.* Salzburg: Otto Müller.

Leuner, H. (1985). *Lehrbuch des Katathymen Bilderlebens. Grundstufe, Mittelstufe, Oberstufe.* Bern/Stuttgart/Toronto: Hans Huber.

Leuner, H. & Wilke, E. (2005). *Katathym-imaginative Psychotherapie (KiP).* Stuttgart: Thieme.

Levine, P.A. & Kline, M. (2010). *Kinder vor seelischen Verletzungen schützen. Wie wir sie vor traumatischen Erfahrungen bewahren und im Ernstfall unterstützen können.* München: Kösel.

Lorenzer, A. (1984). Die Kontroverse Bloch–Freud. Eine versäumte Auseinandersetzung zwischen Psychoanalyse und Historischem Materialismus. In H.-M. Lohmann (Hrsg.), *Die Psychoanalyse auf der Couch.* Frankfurt a. M.: Qumran.

Lown, B. (2004). *Die verlorene Kunst des Heilens.* Frankfurt a. M.: Suhrkamp.

Meichenbaum, D. (1986). Warum führt die Anwendung der Imagination in der Psychotherapie zur Veränderung? In J.L. Singer & K.S. Pope, *Imaginative Verfahren in der Psychotherapie* (S. 453–468). Paderborn: Junfermann.

Meier, I. (2005). *Primärprozess, Emotionen und Beziehungsmuster in Tagträumen.* Europäische Hochschulschriften. Bern: Peter Lang.

Morschitzky, H. (2009). *Angststörungen: Diagnostik, Konzepte, Therapie, Selbsthilfe.* Wien/ New York, NY: Springer.

Norcross, J.C. & Wampold, B.E. (2011). Evidence-based therapy relationships: research conclusions and clinical practices. *Psychotherapy (Chic), 48* (1), 98–102. DOI: 10.1037/ a0022161

Ottomeyer, K. (2013). Szenisches Verstehen, Poetik und Traumatherapie nach Luise Redde-mann. In A. Lampe, P. Abilgaard & K. Ottomeyer (Hrsg.), *Mit beiden Augen sehen: Leid und Ressourcen in der Psychotherapie* (S. 118–145). Stuttgart: Klett-Cotta.

Perrig, W.J. (1988). *Vorstellungen und Gedächtnis* (Lehr- und Forschungstexte Psychologie, Bd. 28, hrsg. v. D. Albert, K. Pawlik, K.-H. Stapf & W. Stroebe). Berlin/Heidelberg: Springer-Verlag.

Pervin, L.A., Cervone, D. & John, O.P. (2005). *Persönlichkeitstheorien.* München: Ernst Reinhardt.

Peter, B. (2009). *Einführung in die Hypnotherapie.* Heidelberg: Carl-Auer-Verlag.

Peterson, Ch. & Seligman, M. (1984). Hilflosigkeit, Attributionsstil und Depression. In F.E. Weinert & R.H. Kluwe (Hrsg.), *Metakognition Motivation und Lernen* (S. 164–192). Stuttgart: Kohlhammer.

Reddemann, L. (2001). *Imagination als heilsame Kraft. Zur Behandlung von Traumafolgen mit ressourcenorientierten Verfahren* (13. Aufl. 2007, 16. Aufl. 2012). Stuttgart: Klett-Cotta.

Reddemann, L. (2003). Die Psychodynamisch Imaginative Traumatherapie (PITT). *Zeitschrift für Psychotraumatologie, Psychotherapiewissenschaft, Psychologische Medizin, 2,* 1–8.

Reddemann, L. (2004). *Psychodynamisch Imaginative Traumatherapie. PITT – Das Manual* (6. Aufl. 2012). Stuttgart: Klett-Cotta.

Reddemann, L. (2006). *Überlebenskunst.* Stuttgart: Klett-Cotta.

Reddemann, L. (2008a). *Imagination als heilsame Kraft. Zur Behandlung von Traumafolgen mit ressourcenorientierten Verfahren.* Stuttgart: Klett-Cotta.

Reddemann, L. (2008b). *Würde – Annäherung an einen vergessenen Wert in der Psychothe-rapie.* Stuttgart: Klett-Cotta.

Reddemann, L. (2011a). *Psychodynamisch Imaginative Traumatherapie. PITT – Das Manual.* Stuttgart: Klett-Cotta.

Reddemann, L. (2013). „Ich hatte viel Bekümmernis" oder Trost durch Musik. In I. Riedel (Hrsg.), *Die Kunst zu leben – die Kunst zu heilen. Inspirationen durch die Psychologie von Verena Kast.* Ostfildern: Patmos.

Riedel, I. & Henzler, Ch. (2008). *Maltherapie: Eine Einführung auf der Basis der Analytischen Psychologie von C.G. Jung.* Stuttgart: Kreuz.

Rilke, R.M. (1995). *Die Gedichte.* Frankfurt a. M.: Insel.

Roediger, E. (2010). *Schematherapie.* Stuttgart: Schattauer.

Rogers, C. (2012). *Die klientenzentrierte Gesprächstherapie.* Frankfurt a. M.: Fischer.

Ruholl, S. (2007). *Selbstwirksamkeit als Indikator für psychische Störungen – Status und Verlauf.* Dissertation. Rheinisch-Westfälisch Technische Hochschule Aachen.

Sachs-Ericcson, N., Medley, A.N., Kendall-Tackett, K. & Taylor, J. (2011). Childhood Abuse and Current Health Problems Among Older Adults: The Mediating Role of Self-Efficacy. *Psychology of Violence, 1,* 106–120.

Schmid, G.B. (2010). *Selbstheilung durch Vorstellungskraft.* Wien/New York, NY: Springer.

Schopenhauer, A. (1988). *Über die Grundlage der Moral.* Werke in fünf Bänden, hrsg. von L. Lütkehaus. Zürich: Haffmans.

Schröder, K. (1997). Persönlichkeit, Ressourcen und Bewältigung. In R. Schwarzer (Hrsg.), *Gesundheitspsychologie. Ein Lehrbuch* (S. 319–349). Göttingen: Hogrefe.

Schulz von Thun, F. (1998). *Miteinander reden, Teil 3. Das innere Team.* Reinbek: Rowohlt.

Schütz, A. & Hoge, L. (2007). *Positives Denken: Vorteile – Risiken – Alternativen.* Stuttgart: Kohlhammer.

Schwarzer, R. (2002). Selbstwirksamkeitserwartung. In R. Schwarzer, M. Jerusalem & H. Weber (Hrsg.), *Gesundheitspsychologie von A bis Z. Ein Handwörterbuch* (S. 521–524). Göttingen: Hogrefe.

Schwarzer, R. (2004). *Psychologie des Gesundheitsverhaltens. Einführung in die Gesundheits-psychologie.* Göttingen: Hogrefe.

Schwarzer, R. & Jerusalem, M. (2002). Das Konzept der Selbstwirksamkeit. *Zeitschrift für Pädagogik, 44*, 28–54.

Sennett, R. (2008). *Handwerk.* Berlin: Berlin-Verlag.

Singer, J.L. & Pope, K.S. (1978). *The Power of Human Imagination.* New York: Plenum Press.

Singer, J.L. & Pope, K.S. (1986). *Imaginative Verfahren in der Psychotherapie.* Paderborn: Junfermann.

Solberg Nes, L. & Segerstrom, S.C. (2011). Positivfaktoren, Immunaktivität und Psychotherapie. In Ch. Schubert (Hrsg.), *Psychoneuroimmunologie und Psychotherapie* (S. 137–160). Stuttgart: Schattauer.

Stasing, J. (2011). *Imagination und Selbstwirksamkeit. Zwei bedeutende Ressourcen für die Psychotherapie. Eine Zusammenhangsanalyse und ein explorativer Gruppenvergleich.* Diplomarbeit. Universität Klagenfurt.

Storch, M. & Kuhl, J. (2011). *Die Kraft aus dem Selbst: Sieben PsychoGyms für das Unbewusste.* Bern: Huber.

Stowasser, J.M. (1969). *Lateinisch-Deutsches Schulwörterbuch.* Wien: Geyer.

Susskind, D.J. (1970). The Idealized Self-Image (ISI): A new technique in confidence training. *Behavior Therapy, 1*, 538–541.

Titze, D. (2011). *Der besondere Blick. Perspektivenwechsel durch kunsttherapeutische Methoden* (Vortrag auf der Arbeitstagung der IGT „Gönnen und Neiden – Psychotherapeutische und Gesellschaftliche Aspekte" vom 30.10.–03.11.2011 in Lindau).

Thomas, K. (2006). *Praxis des Autogenen Trainings.* Selbsthypnose nach I.H. Schultz: Grundstufe. Formelhafte Vorsätze. Oberstufe. Stuttgart: TRIAS.

Wampold, B. (2010). *The Basics of Psychotherapy: An Introduction to Theory and Practice (Theories of Psychotherapy).* Washington, DC: American Psychological Association.

Wampold, B.E., Imel, Z.E., Laska, K.M., Benish, S., Miller, S.D., Flückiger, C., Del Re, A.C., Baardseth, T.P. & Budge, S. (2010). Determining what works in the treatment of PTSD. *Clin Psychol Rev. 30* (8), 923–933. DOI: 10.1016/j.cpr.2010.06.005. Epub 2010 Jun 25.

Watkins, J. & Watkins, H. (2003). *Ego states, Theorie und Therapie.* Heidelberg: Carl-Auer-Verlag.

Weber, H. (1994). Veränderung gesundheitsbezogener Kognitionen. In P. Schwenkmezger & L.R. Schmidt (Hrsg.), *Lehrbuch der Gesundheitspsychologie* (S. 188–204). Stuttgart: Enke.

Welter-Enderlin, R. (2006). Einleitung: Resilienz aus der Sicht von Beratung und Therapie. In R. Welter-Enderlin & B. Hildenbrand (Hrsg.), *Resilienz – Gedeihen trotz widriger Umstände* (S. 7–19). Heidelberg: Carl-Auer-Verlag.

Werner, E.E. (1999). Entwicklung zwischen Risiko und Resilienz. In G. Opp, M. Fingerle & A. Freytag (Hrsg.), *Was Kinder stärkt. Erziehung zwischen Risiko und Resilienz* (S. 25–36). München/Basel: Ernst Reinhardt.

Wiedenfeld, S.A., Bandura, A., Levine, S., O´Leary, A., Brown, S. & Raska, K. (1990). Impact of Perceived Self-Efficacy in Coping with Stressors on Components of the Immune System. *Journal of Personality and Social Psychology, 59,* 1082–1094.

Wolpe, J. (1972). *Praxis der Verhaltenstherapie.* Bern: Hans Huber.

Zimbardo, Ph.G. & Gerrig, R.J. (2008). *Psychologie.* München: Pearson.

Zimmer, F.T. (2000). Verhaltentherapie. In W. Senf & M. Broda (Hrsg.), *Praxis der Psycho-therapie. Ein integratives Lehrbuch: Psychoanalyse, Verhaltenstherapie, Systemische Therapie* (S. 382–392). Stuttgart: Thieme.

Internetquellen

Reddemann, L. (2011b). PITT-Psychodynamisch Imaginative Traumatherapie. Verfügbar unter: http://www.luise-reddemann.info/ [02.11.11].